高齢者の発達臨床心理学

──ロールシャッハに映し出される認知症の世界──

篠田　美紀

大阪公立大学出版会

ii

はじめに

　本書は高齢者の心理発達と心理援助について 1980 年代後半から著者
が行ってきた研究と実践の成果をまとめ、2000 年に大阪市立大学に提
出した学位論文に、修正を加えたものである。

　児童心理学を専攻した著者が最初に出会ったのが子どもを対象とする
発達心理学であり、専門教育課程でクライエントを対象とする臨床心理
学に出会い、縁あって、当時まだ研究対象としてはあまり顧みられな
かった高齢者の臨床実践を行ううち、この 2 つの学問は私の中で自然に
融合していった。

　著者が本論文に取り組み始めた 1980 年代は、有吉佐和子の小説『恍
惚の人』からの影響もあり、ようやく認知症（当時は痴呆という用語で
称されていた）についての社会的理解が深まった時代である。認知症が
生理的老化とは異なる病的状態であることが社会的に認識され始めた頃
であった。しかし、精神医学的な診断があっても、その後の治療や心理
的ケアの方法は全くすべがなかった。薬はない、心理療法や心理的関わ
りの技法もない、現在のような介護保険制度もない。治療薬もサポート
もなく家族がひたすら面倒を見て、やがて精神病院への入院、運が良け
れば認知症対応型の特別養護老人ホームに入所するという経過を誰もが
たどる時代であった。そのような時代の中で、著者が非常勤で勤務する
病院は認知症の経過観察の心理検査バッテリーの中にバウムテストを取
り入れ、認知機能の経過とともに認知症本人の内的心理状態の経過をア
セスメントして、心理的理解と関わりの可能性を探っていた。本書に報
告するロールシャッハ・テストの記録は、このような当時の先駆的研究
の延長線上で記録されたものである。したがって、投薬の効果も心理的
アプローチの効果も何も表れてはいない。ただ認知症状態の経過がその
まま記録されている。

　ロールシャッハ・テストを用いた認知症高齢者への心理的アプローチ
は Rorschach H. 本人が 1921 年に刊行した "Psychodiagnostik" 初版で

既に Senile dementia として 78 歳男性のプロトコルを取り上げている。特徴として Perseveration（固執）反応と、7 歳から 8 歳の児童の反応との類似性を彼は報告している。本書においても認知症高齢者のロールシャッハ反応を検討するうち、発達的見地から児童のロールシャッハ反応との比較検討を取り扱わざるを得なくなった。認知症高齢者のロールシャッハ研究はこれまでいくつか認められるが、発達的見地から児童のロールシャッハ反応との比較研究を行った研究はほとんどない。

　現在では認知症の診断も細分化され、数種類の効果的な薬物療法が開発され、回想法をはじめとする集団心理療法、心理・教育的家族アプローチ、ピアカウンセリング的アプローチ等の取り組みが各所で提供されている。個別のアプローチも詳細に検討される中で、認知症高齢者に関わる様々な職種や立場の人々が実証的データから得られた心理的理解を共有しながら、それぞれに専門的アプローチを実施するという時代が到来したと思われる状況にある。

　本書は認知症高齢者のこころの世界を理解するための手段の一つとしてロールシャッハ・テストを用い、その反応を通して認知症高齢者のこころの世界を理解し、対話の糸口を探ろうとするものである。ロールシャッハ・テストの解釈は専門的すぎて、難解であると言われ続けてきたが、可能な限り多職種で共有できる言葉にすることを目指した。本書を書籍化することで、ロールシャッハ図版を通して映し出された認知症高齢者のこころの世界を、多くの研究者や学生、医療職従事者、福祉職従事者の方たちと分かち合い、これからの認知症高齢者への支援に生かしたい。

　当時は見えなかった新しい理解と支援の方向につながる糸口になるかもしれない。多くの方々からのご意見やご指摘をいただければ幸いである。

篠田　美紀

目 次

序　章

1.　平均寿命の意味

　古来、ヒトの寿命はどのぐらいであったのだろうか？新福（1987）に
よると 1971 年のマッキンレーの報告では、人類の祖先であるアウスト
ラロピテクスの骨から推定される年齢の平均は 22.9 歳であったと言う。
後の 1979 年のケンディックの報告では、ネアンデルタール人は 29 歳、
クロマニオン人は 32 歳、新石器時代人は 36 歳となっていると言う。こ
れらの数字では乳幼児の死亡が計算されていないので、平均寿命とは言
えないが、古代人がどのくらいの命だったかを知る、貴重な資料となっ
ている。さらに、各時代の平均寿命を見てみると、近年の平均寿命の伸
びが著しい。厚生省が発表する「令和 3 年簡易生命表」によると、日本
の平均寿命は 2021 年（令和 3 年）現在、男性 81.47 年、女性 87.57 年と
なっており、男女ともに世界でも長寿を誇る国となっている（厚生省大
臣官房統計情報部完全生命表」、「簡易生命表」）。

　しかし、終戦当時の 1947 年（昭和 22 年）、日本の平均寿命は男女と
もに 50 年と少しであった（男性 50.06 年、女性 53.96 年）。人生 50 年
と言われた所以である。1952 年（昭和 27 年）、女性の平均寿命が 65 年
を上回り、1962 年（昭和 37 年）には男性も 65 年を超えた。かくして
1963 年（昭和 38 年）に老人福祉法が制定された。1965（昭和 40 年）
年の日本の平均寿命は、アメリカ、スウェーデンなどの諸外国に比べて
短く、男性 67.74 年、女性 72.92 年であった。1960 年から 1980 年の 20
年の間に、日本は世界一の長寿国へと変貌し、以後報告される平均寿命
は年々延び続けている。今では人生 100 年と言われる時代にわれわれは
生きている。

　平均寿命（平均余命）とは、国語辞典によると、「各年齢の死亡率か
ら割り出した零歳児の寿命を予想した数値」とある（『旺文社国語辞

典』）。つまり、ヒトが人間社会に生まれた瞬間に保証される年月のことを言う。この数値が現在男女ともに80年以上ということになる。時々「寿命が延びる」と表現されるが、何もヒトの生きられる限界年齢が延びたわけではない。まして、日本人が世界の人に比べて特に長くまで生きられるというわけではない。今現在の社会に生まれた人にとって命ある時間が以前に比べて長く保証されているということなのである。ヒトの生命は医学的には100歳前後に限界があると言われており、この数値はおそらく変わることはないと言われている（町田1980）。

　では、個人にとって生命が長い時間保証されるということは、何を意味するのであろうか？先のような平均寿命の延びは、公衆衛生や医学の進歩に負うところが大きい。感染症による死亡が減少し、乳幼児の死亡率が激減した結果である。逆に言えば、ヒトは80年以上生かされることになった。平均寿命が短かった頃、思春期を迎えないまま死亡した子どもや、成人と呼ばれる年代に達しないまま死亡した青年たちが大勢いた。運が良い者、恵まれた者だけが生き残れるという時代からほとんど誰もが、80年の時間を贈られることとなった。そして、それまでは経験する人の少なかった「精神・身体の老化と共に生きる時間」を誰もが経験するという事実を近年の平均寿命は示している（眞砂1994）。

2. 発達心理学から生涯発達心理学への転換

　現在、発達心理学と呼ばれている心理学の領域は、かつて児童心理学と呼ばれていた分野名であると言う。誕生から思春期以前の子どもを対象とする児童心理学が、青年心理学と呼ばれていた分野を含んで発達心理学となった。従って、発達心理学は、大人になるまでの未成熟期全体を対象とし、青年期までを見通した人間発達を考察する学問であると位置づけられている。このため、発達心理学は青年心理学で終わると言われてきた。成人期については一般心理学で検討され、高齢期については高齢者を対象としてわずかに検討されるのみであった。

　しかし、高齢者が増加するにつれて、高齢期の研究が必要とされるようになった。第2次世界大戦後、アメリカでは高齢者人口の増加に伴

い、高齢者および高齢期に関する研究が急激に発展し、1945年にはアメリカ心理学会に成熟と老年部会が新設され、成人期と高齢期を重視する体制がとられ始めた。このような変化のなか、エリクソン（Erikson E.H.）が1950年に心理・社会的自我発達説を提唱して後、発達という視点が与えられていなかった成人期、高齢期に方向性と生涯を通じての連続性が与えられたのである。これまでの発達心理学は生涯発達心理学へと変貌したのであった。

　この転換は以下に述べるような3つの重要な質的転換をもたらした。第1の点は既に述べたように、生涯を通じての方向性と連続性が与えられたことである。それまでの発達心理学は、分野名から始まったことからも明らかなように、分野的、横断的であった。そのために、それぞれの分野（発達段階）における特徴は理解されても、連続的な変化という視点に欠けていた。

　新たに提唱された生涯発達心理学においては、誕生から死までの生涯を見通しながら、人間発達について検討する視点が与えられた。そして、胎生期から高齢期に至る人間の各発達段階の特徴を連続的に考察する中で、人間の生涯にわたる発達が検討されると同時に、それまではなかった個人の生涯発達という視点を持つようになる。これが第2の転換である。

　そして第3の転換は、この個人の生涯発達において、特に成人期以降の人格の発達が注目されたことにある。発達心理学においては、能力の獲得を前提としていたため、客観的に測定可能な能力や社会的な関係について検討されることが多かった。人格についても特性論や類型論という客観的な検討が主であったが、エリクソンの理論提唱によって、個人の主観的な心理的発達の可能性が指摘されたのである。人格の円熟と理解されたこのような心理発達観は、発達心理学に比べて飛躍的な進歩を示し、これまでの「老人」、「老年期」という用語は生涯発達心理学では「高齢者」および「高齢期」へと変化した。

　ところが、生涯発達心理学においては、高齢期の機能低下と人格の発達が別個に述べられることになり、後者が強調されるあまりに機能低下

を伴う高齢者の心理理解には消極的であった。現在のところ、生涯発達心理学において、人格の円熟に向かうのは正常高齢者であるとされており、現在その増加が問題となっている認知症高齢者は生涯発達心理学の対象からは除外されてしまっている。

　このように生涯発達心理学は発達心理学から大きく変化し、個人の主観的な心理的発達に注目するようになったが、心理的な援助論に発展する方向性に乏しかった。従って、生涯発達心理学からは援助技法や援助体制が整えられないという問題点が残されていた。

3.「高齢期発達臨床心理学」の提唱とその役割

　そのような背景の中で、本研究は特に精神機能の低下と共に生きる高齢者の心理を追及しようとするものである。言い換えれば、高齢期の障害と共に生きる高齢者の心理について検討することを目的としている。近年まで「老人」の特性として述べられていた諸特徴は、現在では異常な状態として理解される方向にある。例えば、「老人」に多いとされてきた心気的傾向や、気分の沈み、物忘れなどは現代にあっては高齢期に頻発する神経症やうつ病、そして認知症という疾患として診断が可能である。そして、これまでは衰退としてしかとらえられず、発達に伴う不可逆的な特性であると見なされたこれらの状態、例えばある種の認知症でさえ、可逆性を持つことが理解されるに至った。理解もなく、援助もなく、たった一人でこれらの状態を抱えながら高齢期を送った人の何と多かったことだろう。今ようやく援助技術の開発が始まりつつある。例えば、精神医学的診断や投薬や各種のケア・サービスのように。

　高齢期を対象とする臨床心理学の分野でもこの30年の間に様々な技術が開発されるようになった。しかし、まだ手探りの状態である。これまでは高齢期の発達が能力の衰退という方向性でしかとらえられてこなかったという歴史がある。衰退が正常であるという認識のもとで、臨床心理学は高齢期においてはその目的を見いだせずにいた。そして、50年前にようやく高齢期の心理が円熟や完熟といった言葉でとらえられ、死に対する心理学的研究が始まった。これらの研究の発展の中で、高齢

期の臨床心理学の対象が定まりつつある。高齢期の精神障害と言われる異常な状態に対し、日々の試行錯誤の臨床活動の中から心理的援助の必要性と有効性が報告され始めた。しかし、疾患を疾患と位置づけ、障害を障害と認識することを出発点とした援助はまだまだ不十分である。明らかに援助を必要としている人々に対して、試行錯誤でしか対応できないという現状がある。援助技術という点で言えば、その方法が確立していない。援助の方向性と予想される効果を推測するアセスメントを例にとっても、高齢者の心理学的アセスメントについての知見は少ない。確かに高齢期の個人差は大きい。正常と異常という区別が定まりにくいが、どの部分が正常で、どの部分が異常にあり、どうすれば心理的安定が得られるかという情報を提供できるアセスメント技術についての検討が決定的に不足している。そして、このようなアセスメントを可能にしようと思えば、高齢期のみならず、それまでの人間の発達の特徴と、個人の人生と、精神障害についての知識がかなり必要になる。

　本研究では、生涯発達と高齢期に生じやすい器質障害を考慮した心理理解の方法を模索し、援助体制の形成、援助技術の発展へと寄与する独自の学問体系を「高齢期発達臨床心理学」として位置づける。これは、人間の生涯発達についての心理学的理論に加えて、適応という観点を導入し、心理理解の方法論と援助技術を臨床心理学に求めた発達臨床心理学の立場から、高齢者を心理的に理解し、高齢者の自己実現と適応に向けて、援助することを目指すものである。

　高齢期の認知症については、これまで知能検査からは知的能力の低下が報告され、臨床像からは人格の崩壊が述べられ続けてきた。しかし、生涯発達心理学において、高齢期における個人の主観的な心理発達の可能性が指摘されている今日、認知症高齢者にも主観的な心理発達の可能性があり、心理的理解と援助によって、これらの可能性を実現することができないだろうか？

　本研究は先に述べた観点から、認知症高齢者の機能低下だけを抽出するのではなく、保持されている機能との関連を通して、全体としての特徴を理解することを第1の目的としている。さらに、認知症によっても

たらされる特徴が発達という観点からはどのように位置づけられるのか
を模索することを第2の目的としている。ともすれば高齢期は子ども返
りという見方をされやすい。認知症の高齢者の場合はなおさらのことで
ある。これまで、家庭や病院で「子ども扱い」される高齢者がどれだけ
多かったことか。果たして認知症の高齢者は子ども返りをするのであろ
うか？とすれば、子どもに対する援助方法が有効であるのだろうか？

　本研究では、高齢期発達臨床心理学の第一歩として、これらの点を検
討したい。

第1部

高齢期の心理学研究に関する
文献研究

第1章　高齢期の心理学研究

1−1　古代の高齢期観の変遷と近代老年心理学の成立

　人間の加齢に対する関心は古代エジプトや中国、ギリシャおよびローマ時代から見られていたようである。既に B.C. 2700 年の碑に杖にすがった前かがみの人間の姿が描かれていると言う。これがエジプトの象形文字で、「年を取った」という意味を表していると言う。年を取ったの「年」が何歳ぐらいかは定かでないものの、客観的な特徴はこの当時認められていた。年齢を重ねるにつれて衰えていく身体機能の特徴が、主として取り上げられ、「老い」を表わす文字となって、後々まで伝えられることとなった。このように、高齢期の人間に対する最初の関心は、身体特徴であった。白髪や、しわ、腰の曲がった姿などが、高齢者の特徴となり、身体の機能低下という形で受けとめられたのである。

　一方で、文明がまだ今日のように発達していなかった社会では、日々が自然との戦いであった。その自然との戦いを乗り切るための知恵として、「老人」の知識は非常に重要であった。このため、「老人」はこの知恵を提供し、群れの安全を守る役割を担うことによって尊敬されるという構図が成り立っていたようである。例えば、部族の酋長と言われる人たちが皆、高齢者であるという事実からもこのことは容易に想像できる。平均寿命の長さから考えてみても明らかであるが、多くの子どもが大人にならずに死んでいき、また、高齢期に至らないうちに多くの人がこの世を去る時代に、80 歳代まで生き抜くことは驚異に値することだったと言っても過言ではないだろう。古代ギリシャ時代に生きた哲学者のプラトンは、高齢期を肯定的にとらえており、優秀な 50 歳を過ぎた者は研究や国家行政に身を捧げることを奨励している。プラトン自身も長命であった。今で言う平均寿命が 18 歳の時代に 80 歳まで生きている。

この事実こそ、プラトンを偉大な哲学者たらしめた一つの理由ではなかろうか。

　つまり、古来の高齢者観は、身体の機能低下に対するネガティブな評価と、知恵すなわち精神機能に対するポジティブな評価の両側面を備えていたことになる。そして、このような高齢者観はやがて、身体機能の低下という側面だけが独り歩きを始める。同じ哲学者のソクラテスは、老人になることを心身ともに衰えるものとして悲観的、否定的に述べ、医学の祖と言われるヒポクラテスは、老化と老人の特質、老人のかかる病気について記していると言う。古代ローマ時代にはキケロが高齢者についての論文を発表し、老人の特徴として挙げられる身体機能の低下や精神機能の老化は、老いに付随するものではなく、個人の生き方や社会的状況によって生じるものであると述べている。老いと身体機能の低下が直接結びつくのではなく、その間に個人要因を考える画期的な発想であった。

　その後、アリストテレスの高齢期観や、キリスト教支配のもとでの否定的高齢者観など、中世にかけては否定的な高齢者観があったと言われている。高齢者は悪魔と通じることができるという迷信さえ信じられていた。17世紀に入り、シェークスピアが劇中人物の高齢者を詳細に観察し、描写したように、ようやく客観的・実験的方法によって老化の分析が行われるようになったと言う。さらに今世紀に入り、科学的な研究が進められる時代となった。1922年のホール（Hall G.S.）による『老年期』によって、その幕が開いたと言われる。そして、高齢期に関する科学的研究が、急激に進展したのは1945年以降のことである。その背景には、アメリカの急速な人口の高齢化問題があった。高齢者人口が増加し、現実問題として社会全体が多数の高齢者を抱えて機能せねばならなくなったときに、各専門分野がこぞって高齢期の人間に焦点を合わせ始めたのである（長嶋 1980）。

　従来、心理学の対象は青年までで、成人になるや否や研究対象とされる変化はないという認識が強かった。ところが、このような背景のもとで1950年代にアメリカの精神分析家エリクソンが、人間の人格は

生まれたときから死に至るまでの間心理学的には成長し、発達し続けるとする心理・社会的自我発達説を提唱し、発達段階の一つとして成人後期を取り上げた。成人後期は、年齢で言えば、50歳以上とされているが、この説が発表された当時のアメリカの平均年齢男性66歳、女性73歳から考えて、現在の高齢期ととらえられよう。先に述べた高齢者人口の増加と、生涯発達の観点が取り入れられる中、ようやく老年心理学の分野が確立され、さらには、高齢期を静的な閉鎖した期間と考えず、人の一生という連続性を背景としながら様々な変化を遂げる期間として認識され始めた。1970年にBotwinick J.が高齢期に関する心理学的な研究文献について報告し、これらの研究分野を初めて「老年心理学（Geropsychology）」という名称で総括した。現在では、生涯発達心理学（Life-span developmental psychology）という、乳児から老年までの一生を視野に入れて発達を考える時代となっている。

　アメリカに遅れること10年、日本でも同じ動きが生じた。世界でも類を見ないと言われるほど短期間に生じる人口の高齢化を目前にして、アメリカと同じように各分野での研究が活発化し、1980年代以降、急激な発展を見ている。

1−2　高齢期の知能研究

　20世紀になり人間の知的能力の測定が活発に行われ始めた。初期の知能研究では、Miles夫妻の行った横断的研究が有名である。彼らが7歳から92歳までの被験者を対象にして研究を行ったところ、知能は18歳で最高に達するが、50歳の時点では知能年齢は平均して15歳程度にまで低下し、80歳以降には急激に低下すると報告されている（Miles C.C. & Miles R.S. 1932）。また、ウェクスラー法（Wechsler-Bellevue）による検討では男性では25歳から34歳、女性は20歳から24歳で知能は最高に達することが報告された（Wechsler D. 1944）。このような研究結果から、高齢期に知的能力が急激に低下することは老化の特徴とと

らえられ、高齢期の知的能力の低下は加齢の影響であるという考え方が
定着した。しかし、初期の知能研究の研究方法は横断的な研究手法を用
いたもので、異なった年齢群を同時に比較するために、それぞれの世代
の受けてきた文化的背景や社会的背景（学校教育など）が影響している
のではないかという点が批判された。これらの批判から知能の研究は縦
断研究が重視されるようになった。つまり、同一対象群の追跡調査が行
われるようになった。

　知能の縦断的研究では、知能が最高に達するのは横断法による研究よ
りもっと遅く、中年期を過ぎてからであると言われた。しかし、縦断研
究もまた、研究方法上の問題が指摘された。それは、同一対象群を追跡
調査するため、学習効果が認められるという点である。さらに、死亡な
どによって対象者は減少し、高齢期に至るまで調査が可能である場合
は、適応力のある優秀高齢者という性質を帯びてしまうという点であっ
た。

　これらの批判を考慮して、シャイエ（Shaie K.W.）は世代差や学習効
果を最も少なくする系列法を開発している。これは 5 歳あるいは 10 歳
間隔で対象者の年齢群をつくり、5 年あるいは 10 年間の追跡調査を試
みる方法である。それぞれの結果をつなぎ合わせて、知能の経年変化を
研究した結果、知能は 50 〜 55 歳頃に最高潮に達し、以後緩やかに低下
するという報告が得られるようになっている（シャイエ 1980）。また、
WAIS（ウェクスラー成人知能検査）を用いた検査では、高齢期になっ
ても知識力や理解力に関係する言語性知能は比較的よく保たれており、
一方、操作に関係するとされる動作性知能は 60 歳以降低下しやすいと
報告されている。

　20 歳前後で最高に達すると言われた知能は、このような研究法の発
展により現在では 60 歳以降も保たれ、少しずつ低下するという見解に
達した。これらの研究結果から、現在では高齢期に急激な知能低下を示
す場合は、正常な生理的老化ではなく、異常な病的老化であることが明
らかとなっている。

1−3　高齢期の発達理論

　高齢期についての心理発達的な理論は、1930年代のユング（Jung C.G.）、ビューラー（Bühler C.）の生涯発達を視野に入れた心理学研究に始まる。近年では先に挙げたエリクソン（1950・1963）の理論をはじめ、ハヴィガースト（Havighrst R.J. 1953）やペック（Peck R.C. 1968）らの発達課題理論、レビンソン（Levinson D. 1978）の成人研究がある。

1.　ユングの成人の発達についての見解

　ユングは今日の成人発達研究の父であると言われている（レビンソン1978）。人生を前半と後半の2つに分け、フロイト（Freud S.）が人生前半の特に幼児期の深層心理に注目したことに対し、人生後半の成人の心理的発達に着目し、個性化という心理的プロセスを始めて提唱した。ユングによれば人生の転機になるのは、40歳であると言う。彼によって「人生の正午」と名付けられた40歳を境に、それまでの重要とされた価値観、つまり社会的な地位の獲得や、子どもの養育などから、新しい価値観に移行する。つまり、人生の後半においてはこれらの価値観から、社会規範ではないありのままの自分を生きるという内面的な作業に取り掛かることが重要だとされている。つまり、人生前半は社会に生き、人生後半は己に生きよという考え方である。

　ユングは人生を太陽に例え、「人生の正午」を境に、太陽は傾き、沈むと述べている。正午から人生は午後に移りゆき、やがては沈む。ユングのこのような考え方は、成人の心理的発達、特に今日の中年期以降の心理学に大きな示唆を与えたが、高齢期にはあまり触れられていない。非常な高齢期になると、児童期と同様に、本人自身には意識的問題のない人生の段階であるとしており、再び無意識に戻るとされている（ユング1931）。

2. ビューラーの人生目標に関する自己決定の 5 段階

　ビューラーは今日で言うライフサイクル（人生周期）の考え方を初めて提示した発達心理学者であると言われている。彼女は 1930 年代に多くの伝記や自伝をもとに、人生目標という未来志向的態度が人間の一生でどのように変わるかを研究した（ビューラー　1968）。その結果から、人生を 5 段階に分けそれぞれの時期の特徴と課題を明らかにしようとした。

　この考え方によると、第 5 段階である 60 〜 65 歳からの高齢期は引退と回想の時期であるとされている。休息や回想が時には病気と衰退を伴いながら、自己決定以降の人生の中に現れるというものである。人生の志向性の差を各年代によって区分するという画期的な手法でもって、後の発達段階論に導いた功績は大きいが、生涯発達という観点はなく、概念全体は「成長 – 停滞 – 衰退」という方向性を脱していない。

3. ハヴィガーストの発達課題

　ハヴィガーストは 60 歳以上の発達課題として、以下のような 6 項目を挙げている。
　　1)　肉体的な力と健康の衰退に適応すること
　　2)　引退と収入の減少に適応すること
　　3)　配偶者の死に適応すること
　　4)　自分の年頃の人々と明るい親密な関係を結ぶこと
　　5)　社会的・市民的義務を引き受けること
　　6)　肉体的な生活を満足に送れるように準備すること
となっている。しかし、この課題の選定には、当時のアメリカ中産階級の価値観が影響し過ぎているという批判もあるが、今日言われている喪失や衰退という課題に対する意識的な適応姿勢を打ち出した点で、意義は大きいと思われる。

4. エリクソンの心理・社会的自我発達説

　エリクソン（1950・1963）は人間は生まれてから死ぬまで、心理的に

成長し発達し続けるとし、人生を 8 つの心理学的段階に区分した。その各々に解決しなければならない課題が存在し、この課題を巡って、人は誰でも危機的状況に対面すると言う。高齢期は第 8 段階に円熟期として位置づけられ、自我の統合を課題とする段階であると言われる。つまり、自らが歩んできた人生を自分なりに統合するという心理的な作業が課題となる段階である。この課題には常に絶望という危機が潜んでいる。自らの人生の意味を見いだせず、苦悩する状態を指している。高齢期に昔話が増えるという特徴はこれまでもしばしば指摘されてきた。しかし、その評価は悪く、高齢になり昔話をするようになるのは、未来を見ない高齢期の特徴と否定的な見方をされてきた。しかし、エリクソンのこの発達説が提唱されて後、このような理論的背景を持った高齢者の昔話は、近年においては過去と現在の統合の手段として、高い評価に転じている（Butler R.N. 1963）。

5. ペック（1968）の理論

　ペックはエリクソンの発達段階や課題を検討し、中年期以降の発達について、さらに細かな段階と課題を提唱している。中年期についてはさらに 4 段階に分け、高齢期についてはさらに 3 段階に分けた。それぞれの段階については、

　　1)「自我の分化」対「仕事上の役割への没入」（引退の危機）
　　2)「肉体の超越」対「肉体への没入」（健康の危機）
　　3)「自己の超越」対「自己への没入」（死の危機）

としている。高齢期の危機は仕事や役割の喪失や、心身諸機能の低下や衰退、配偶者や自分自身への死など、喪失による影響が強いとされ、これらの危機への適切な対応が、高齢期の自我発達には求められるとしている。

1−4　高齢期の人格特性研究

　これまでは、高齢期に関する理論を述べた。次に、高齢期の心理学研究から、現在よく取り上げられている高齢者の人格特性について述べる。

1.　類型論

　高齢期の性格傾向と適応状態からアメリカのライチャード（Reichard S. 1968）は定年退職後の男性について、5つの人格特性のタイプを見いだしている。

1）　円熟型：自分および自分の人生を受け入れており、未来志向的である。

2）　ロッキングチェアー型：他人に依存する受け身的な自分を受け入れており、仕事にもはや興味はなく、責任から開放されて楽に暮らそうと定年退職を歓迎する。

3）　防衛型：老化することの不安が強く、そのためにいつまでも活動し続けることによって適応できると考えている。

4）　外罰型：人生で目標を達成できなかったことを恨み、その原因を他人のせいにして非難する。趣味もなく、死に対して不安を抱いている。

5）　内罰型：自分の人生について自責的態度をとる。受け身的で他人への関心も少なく、孤立しやすい。死は自分を解放してくれるものとして受け取り、恐れない。

　以上の5つの類型の中で、円熟型、ロッキングチェアー型、防衛型はそれぞれのやり方で適応状態にあると判断されるが、外罰型、内罰型は不適応状態にあると区別され、特に内罰型の自殺傾向が指摘されている。著者はこの類型のうち、不適応状態にある2つのタイプには何らかの援助が必要であると考えるが、ライチャードらは類型論にとどまり、臨床心理学的援助の必要性までは触れていない。

　さらにノイガーテン（Neugarten B.L. 1968）らは人格特性と社会参

加のレベル、人生満足感を組み合わせて適応のパターンを見ている。この研究では以下の8つのタイプ分けがある。

1)　再統合型：多くの役割を持ち、活動している有能者。高齢期で失った活動を別の新しい活動をすることによって生活を楽しんでいる。

2)　集中型：自分の役割や活動を選択してそれに時間とエネルギーを費やす。

3)　離脱型：役割から離れるが、満足感は高く、ロッキングチェアーの立場を楽しんでいる。

4)　固執型：できるだけ中年期の活動を維持しようとする。

5)　緊張型：老いるとともに、自分の活動や、役割を減らしていき、対人関係は少なくなるが満足度は高い。

6)　依存型：他者からの援助によって生活し、中くらいの満足感、活動を維持している。

7)　鈍麻型：役割活動も少なく、満足感も少ない。生きることには積極的でなく、また多くのことを期待しなくなっている。

8)　不統合型：全機能が低下し、社会の中でかろうじて自分自身を維持している。

この研究から、人生の満足感は1)や2)、3)、4)では高く、7)や8)では低くなることが明らかとなり、人生の満足感と人格が大きく関係していることを報告している。

2.　横断的研究から見た高齢期の性格特性論

これまで、高齢者の否定的な人格特徴が強調されてきた。長嶋（1977）は高齢期の人格特徴を因果論的に以下のように述べている。

1)　自己中心性：わがまま、頑固という姿で現れ、硬さの増加による。

2)　猜疑（心）：邪推、嫉妬、ひがみなどの形をとり、感覚能力の低下による外界認知の困難さが原因。

3)　保守性：新規なものを嫌い、昔の習慣や考え方を重んじる。記憶力の低下と学習能力の低下が原因。

　　4)　心気性：過度に自分の体に注意を集中する。外界への関心の低
　　　　下、役割意識の喪失による。
　　5)　愚痴：現実の状況を把握せず、過去の世界に生きるため。
その他、「老人」の性格については、洋の東西を問わず、内向性、固執
性、不機嫌、抑うつ傾向などが取り上げられてきた。
　実証的な研究では、Botwinick J. (1973) やノイガーテン (1977) ら
によって、内向性の増加が挙げられている。このほか、内向性の増加を
結果として報告する研究は多くある。また、慎重さの増加を挙げる研究
も多い。用心深さも共に挙げられるが、これらの特性は主として実験室
での研究から報告されており、今日では年齢要因よりもむしろ環境要因
が影響していたのではないかと言われている。また、これらの特性は失
敗を避けて、自分の価値を維持していく適応的な方法であろう (Reedy
M.N. 1983) という解釈もされている。
　質問紙を使った研究では、MMPI（ミネソタ多面人格目録性格検査）
による加齢に関する研究で、抑うつ性 (D) と心気性 (Hs) は健康で正
常な集団においても高いことが報告されている。高齢期の喪失体験に対
する正常な反応としてある程度の増加を考えることもでき、高齢期の防
衛の在り方ではないかという見方もある (Britton P.G. 1966) と言われ
ている。
　しかし、このような高齢期の人格特徴は、横断法による調査方法の結
果生じてきた調査法の弊害によるものや、対象となった高齢者の属性、
例えば施設高齢者や認知症高齢者の混入によると現在では考えられてい
る。横断法による研究結果は年齢要因のみならず、世代的な影響を受け
やすいとされている。特に、従来言われてきた頑固さという特性につい
ては、支持する研究は今日では少ない。年齢よりもむしろ知能が影響し
ているのではないか (Botwinick J. 1973) という見解が受け入れられて
いる。下仲 (1988) は、今日の教育水準の高さから、21 世紀の高齢者
にはこの特性は消失するかもしれないと予想している。

3. 縦断法・系列法による高齢期の人格特性

　横断法が年齢よりもむしろ世代の影響を多く受けているという反省から、1970年代より、縦断的研究が行われ始めた。先に見た頑固さという特性は、5年間に3回の調査を行ったアングライトナーの研究（Angleitner A. 1974）によれば、頑固さが増すことはほとんど見られなかったと言う。また、コスタ（Costa P.T. 1987）らは、横断研究では高齢者に心気的傾向が強いが、縦断研究では10年間に心気的傾向は増えなかったと報告している。さらに彼らの別の研究（1986）では、抑うつ的、心気的傾向は否定され、元気でエネルギッシュな高齢者が多くなる中で、過去のものになりつつあるという現状が明らかとなってきている。さらに内向性について、シャイエ（1976）らは系列法による調査によって、世代としての影響が大きいことを報告しており、高齢期の世代が内向傾向の強い世代であることが明らかとなった。また、前期高齢者と後期高齢者に対して14年後の追跡調査を行ったバークレー老年期人格研究（Field D. & Millsap R.E. 1991）では、両群で外向性の低下が見られたと言う。この結果を彼らは加齢とともに、精神内界に向き合い、そこで安定を得ていると解釈している。

　下仲（1988）は思春期から高齢期に至る主な縦断研究を概観し、測定期間や道具は各研究により異なるものの、人格の安定性を見いだした結果のほうが多いと述べている。よって、高齢期に人格が変化するという従来の報告は否定され、人格が成人期を通して安定していると結論づけている。

1-5　問題点

　本章ではこれまでの高齢期研究について概観した。そして、高齢期の心理に関する実証的研究の歴史は浅いにもかかわらず、急速に発展してきたことが理解された。しかし、これらの研究報告はそのほとんどが年齢を区切りとした正常高齢者についての報告である。心身の機能低下と

共に生きる高齢者は、その研究対象から排除されてしまっていると言っても過言ではない。

　高齢期は心身の機能低下が生じやすい時期であることもまた確かである。記憶や感覚器の機能低下だけではなく、認知症をはじめとする高齢期に生じやすい疾病が高齢者の心理に大きな影響を及ぼすことは経験上よく知られている。ところが、これまでの心理学では、人間の正常な精神発達を検証しようとするあまりに、この点があまり取り上げられていない。異常という認識のもとに、研究対象とはならなかった。

　認知症と共に生きる高齢者の心理についていち早く検討を始めたのは精神医学の領域である。認知症患者への治療的働きかけの中から、その心理的特徴が報告され始めている。これらの報告は、認知症という疾患を対象としたものであり、認知症が高齢期に多発する疾患であることから、高齢者が対象となる報告が多かった。次章では精神医学の領域から報告された認知症高齢者の心理についての研究を概観する。

第2章　高齢期の「認知症」研究と「認知症高齢者」研究

2−1　高齢期の「認知症」をめぐる歴史的変遷

　高齢期に生じる認知症状態は、これまで年のせいと放置されることが多かった。現在のように認知症の鑑別が高齢期の適応に重要な役割を果たすと考えられるようになったのはごく最近のことである。では、いつ頃から高齢期の認知症が医学的に注目され、現在のように診断されるようになったかと言えば、それは20世紀になってからのことである。

　新福（1987）によると、痴呆（Dementia）[注]という言葉はB.C. 3〜4世紀頃、つまりギリシャ時代には既に使用されており、哲学者のプラトンの記述にも認められている。しかし、その意味するところは精神病一般で、文字の意味通り精神・思考（mens-）を除き去る（De-）病的な状態（tia）として理解されていた。医学的用語としては使用されず、不思議なことに、医学の祖とされるヒポクラテスさえ、加齢による認知症状態には全く言及していないと言う。ようやく1世紀頃医学書に認知症としての痴呆（Dementia）という記述が見られるようになり（コルネリウス・ケルスス、アレタイオス）、2世紀になってガレノスが、認知症は精神病であり、出現状況の一つが高齢期であるという、ある程度まとまった理解を示すに至った。

　その後、再び認知症が注目され、医学的な学術用語として使用されたのは19世紀に入った1809年である。フランスのピネルが認知症を「知能の全般的な低下」と位置づけ、エスキロールによって「後天的に生じた知能低下」として先天性の障害と区別された（1838）。さらにジョル

注）旧来の医学用語としての観点から、旧疾病名「痴呆」を一部用いる。

ジュによって、「回復不可能、持続性である」と定義づけられたことによって、ほぼ今日の認知症の概念が確立された。

　認知症の概念がこのような発展をした背景には当時大流行した進行麻痺の影響がある。これより以前、1492 年のコロンブスのアメリカ大陸発見に伴い、梅毒がヨーロッパに持ち帰られ、2、3 年のうちに廃人と化す奇病が大流行した事実はあまりにも有名である。麻痺性痴呆と呼ばれたこの疾患が多くの医師や研究者を悩ませた最初の認知症疾患であるようである。一方で、19 世紀の終わりにはクレペリンが早発性痴呆と躁うつ病という 2 大精神病を発表した。しかし、早発性痴呆という名は正確には認知症ではなく、ブロイラーが後に提唱した精神分裂病（1911）となる。

　クレペリンが早発性痴呆の概念を提出した時期とほぼ同じくして、高齢期に生じる認知症の研究にも大きな変化があった。ビンスワンガー（1894）が進行麻痺と診断される中から動脈硬化性脳変性と進行性慢性皮質下性脳炎という 2 群を取り出し、脳動脈硬化性の精神障害を分離した。前者が今日の脳血管性認知症、後者がビスワンガー脳症である。これにより高齢期の認知症状態には進行麻痺以外の脳の動脈硬化によって生じるものがあるという認識が定着するに至った。ここから血管障害による認知症の研究が進んだようである。

　当時高齢期の認知症の研究を進めていたアルツハイマーは 1898 年、高齢期の認知症は脳の血管障害に基づく精神障害とは別に原因があることを推測する論文を発表しているが、まだ実証するに至っていない。結局 8 年後の 1906 年、後に彼の名前を取ってアルツハイマー病と名付けられることになった症例発表をきっかけに、脳の血管障害による認知症と分類できなかった一群が、アルツハイマー病と同じ類型に属する老年性の認知症であると判明した（アルツハイマー型認知症）。

　このようにして高齢期の認知症がほぼ現在のような体系に位置づけられた。歴史はまだ浅い。日本でアルツハイマー型認知症のまとまった論文が初めて発表されたのは昭和 41 年であると言う（猪瀬 1966）。さらに、このような高齢期の認知症が一般に理解され始めたのは 1980 年代

に入ってからのことである。では、このような高齢期の認知症とはどのような症状を示すもので、どのような診断基準で診断の確定が行われるものかを次に概観する。

2-2　高齢期認知症の病態と診断

1. 認知症の定義

　認知症とはこれまで、「一度獲得された知能が、後天的な器質障害によって永続的（不可逆的）に欠損した状態」と定義されてきた（例えば『新版精神医学辞典』1993）。つまり、「普通に発達した知能が後天的な脳の器質的な障害のために、社会生活に支障をきたす程度にまで低下した状態を総称するもの」（小阪 1988）と定義されてきた。このように、認知症は主として知的機能の障害であると定義されてきたが、アメリカ精神医学会による『精神障害の診断と統計の手引き第 3 版改訂版（Diagnostic and Statistical Manual of mental disorders, Third edition-Revised; DSM-Ⅲ-R. 1988）からはそれまで診断基準の最初に挙げられていた知的低下の記述が消失し、より具体的な記憶障害や認知機能が強調されるようになった。DSM-Ⅲ-R による認知症の診断基準と認知症の重症度の基準を**表 2-1** と**表 2-2** に挙げる。[注]

　認知症の症状は記憶、抽象的思考、判断など、精神機能全体の障害を呈する状態像として理解され、診断にあたっては意識混濁がないこと、器質性の因子が存在することが重要な判断基準となる。この認知症状態は疾病や外傷によって若年にも生じるが（例えば脳炎などの感染症や頭部外傷など）、高齢期になると脳の老化に関係する病気（例えば脳出血、脳梗塞など）が多く発症するようになるので、認知症は高齢期には特に

注）この DSM-Ⅲ-R の診断基準は記憶障害を必須とする DSM-Ⅳ（1994）や DSM-Ⅳ-TR（2000）を経て、現在では第 5 版（DSM-5, 2013）となっている。DSM-5 では「Dementia」という呼称も排除され、「Neurocognitive Disorder（神経認知障害）」という新しい呼称に置き換わるなど、著しい変遷をたどっているが、本書に報告する症例はすべて DSM-Ⅲ-R の診断基準に準拠しているため、ここでは DSM-Ⅲ-R の診断基準を挙げる。

多く見られる状態像であると言える。

表 2-1　DSM-Ⅲ-R による認知症の診断基準

A.　短期および長期記憶障害が証明されること。短期記憶障害（新しい情報を習得することができない）とは、例えば 5 分後に 3 つの事物の名を覚えていることができない状態を示す。長期記憶障害（過去に習得した情報を記憶できない）とは、個人の過去の情報（昨日の出来事、誕生日、職業）や常識（前の大統領、よく知られた日付）などを記憶していることができない状態を示す。

B.　以下のうち少なくとも 1 項目：

①　抽象的思考の障害。これは関連のある単語について類似点や相違点が分からなかったり、単語や概念の定義づけやこれに類似した作業が困難になることによって明らかにされる。

②　判断の障害。対人関係、家族および仕事に関連した課題や問題点に対処するうえで妥当な計画を立てることができないことによって明らかにされる。

③　その他の高次皮質機能の障害。例えば失語（言語の障害）、失行（理解および運動機能が損なわれていないのにかかわらず、動作が遂行できないこと）、失認（感覚機能が損なわれていないのにかかわらず、対象を認知あるいは同定できないこと）、および構成困難（例えば三次元図形の複写、積み木の組み立て、あるいは特定のデザインに棒を配列すること）。

④　人格変化。すなわち病前の特徴の変化または強調。

C.　AおよびBに見られる障害が、職業あるいは通常の社会活動、あるいは他の人々との関係に明らかな支障をきたしていること。

D.　せん妄の経過中に起こっていないこと。

E.　①または②

①　病歴。身体検査また臨床検査からその障害に病因的関連を持つと診断される特異的器質因子の証拠がある。

②　そのような証拠はないが、障害が非器質性精神疾患によるものではない（例えば認知障害をきたすうつ病）ならば病因的器質因子が推定される。

表 2-2　認知症の重症度の規準

軽症：仕事や社会的活動は明らかに障害されているが、独立して生活する能力は残っており、十分に身の回りの始末をし、判断も比較的損なわれていない。

中等症：独立して生活することは危険で、かなりの程度、監督が必要である。

重症：日常生活の活動性は非常に障害されており、絶えず監督が必要である
　　　（例）最低の身の回りの始末もできない、ひどい滅裂、または緘黙

2. 認知症の症状

1）記憶障害

　認知症の症状は先の診断基準でも見てきたように、記憶障害を中心とする知的機能の障害である。そしてこのような症状は疾患や外傷という原因によって生じるため、正常の知能低下（以下、生理的知能低下とする）に対して異常な知的低下と理解される（以下、病的知能低下とする）。ここで生理的知能低下と病的知能低下は何が違うのかという疑問が生じる。例えば、生理的知能低下が器質的な要因で加速され、量的にひどくなったのが病的知能低下であるという見方もあれば、生理的知能低下と病的知能低下では質的に異なることも考えられる。アルツハイマー病の原因が不明の現在では厳密に鑑別の方法があるわけではなく、従ってこの違いはまだ解明されていない。しかし、認知症の症状である記憶障害を取り上げてみると、これは物忘れという私たちの身近で生じている現象を例に挙げてその質的な違いを説明することができる。

　生理的知能低下の場合は、体験の一部を忘れる。例えば、朝食に何を食べてきたかを尋ねると、食事をしたことは覚えており、「ご飯と納豆と、みそ汁を食べた」と答える。しかし、リンゴと漬け物は忘れているというように、部分的に忘れるのである。そして、本人は物忘れを自覚している。しかし、認知症の場合は体験のすべてを忘れてしまう。先の例で言えば、「食べていない」と答える。そして、本人は物忘れを自覚していない。生理的知能低下の場合と、病的知能低下の場合では物忘れの生じるメカニズムが異なっている。記憶は簡単に言えば「記銘（覚え込むこと）－保持（覚えておくこと）－再生（取り出すこと）」という過程をたどるが、生理的な知能低下の場合、保持から再生の段階で機能低下が生じ、覚えている情報を取り出せない。度忘れの場合、のどの辺りを指してここまで出ていると言うことも多いが、まさにそこから先が出てこないのである。時間が経ってから再生が可能になることも多く、後にああそうだったのだと忘れを自覚することになる。一方、病的知能低下の場合、記銘の段階で既に障害が生じる。これは記銘力障害とも呼ばれるもので、物事を覚え込むことができない。だから、何を食べたか

部分的に忘れる生理的な知能低下に比べて、体験のすべてを忘れ、「食べていない」と答えるのである。再生すべきものがない状態になっている。そして生理的知能低下の場合は物忘れは進行せずに日常生活にも支障は見られないが、病的知能低下の場合は徐々に進行し、日常生活が困難になっていくという違いがある。

　さらに別の面からも質的な違いは指摘されている。記憶の内容は日常生活を送るうえで必要な知識（意味記憶）と体験の記憶（エピソード記憶）に分けられるが、生理的知能低下の場合は意味記憶に再生の障害が生じてもエピソード記憶は鮮明に残っている場合がある。例えば名前は忘れてしまったけれど、顔ははっきり覚えているというように。ところが、認知症の場合、このエピソード記憶に障害が生じると考えられる。小澤（1998）は認知症のスクリーニングテストでも認知症の可能性が現れず、またMRIでも異常所見の見られなかった最初期の事例を取り上げ、アルツハイマー型認知症の場合は記憶障害がエピソード記憶の障害として初発することを報告している。要するに、知的機能の低下は少なくても、体験されたことが思い出せない場合は、病的低下の可能性が強まってくる。このような違いから、認知症の記憶障害は生理的な知能低下とは質的に異なると考えられているのである。

2）　見当識障害

　見当識は今がいつで（時）、ここはどこで（場所）、私は誰か（他者との関係）という見当をつける機能である。この機能は生きていくうえで大変重要である。例えば、朝起きたときに目覚まし時計が10時を指していたとしよう。7時に起きなければならなかったので、慌てて次の時計を確認したら8時であったという場合、人はさらに公共放送等で標準時間を必死になって確かめるであろう。なぜなら、7時か8時か10時かで、次の行動が変わるのである。このように私たちは時間や場所や関係の中に自分を位置づけることによって物事を判断し、行動を規定しているのである。正常な知能低下の場合、見当識が障害されることはない。今いる場所や周囲との関係は高齢になっても衰えることなく理解さ

れている。柄澤ら（1975）による 100 歳以上の高齢者の知的機能の調査
においても、100 歳以上の群は長谷川式簡易知能評価スケールの平均値
が認知症高齢者の平均値と有意差がなかったにも関らず、場所や年齢、
出生地についての項目では 100 歳以上の高齢者群の得点が高く、有意な
差が認められたと報告している。これらは見当識に関する項目であり、
100 歳以上の高齢者は見当識が障害されておらず、一方で、日常生活か
ら隔離されているために、1 年は何日かという項目や引き算、総理大臣
の名前など、廃用性の知能低下が認知症高齢者に比べて有意に低かった
と報告している。

　従って、知能検査の得点が全く同じレベルにありながらも、その内容
は質的にかなり異なり、認知症の高齢者の場合は見当識も障害され、年
月日や年齢、生年月日、場所、人との関係が少しずつ分からなくなって
いくという障害が時間の経過に従って進行していくと考えられている。

3）　その他の症状

　計算力が低下し、了解が悪くなって判断ができなくなるという状態が
生じる。また認知症が重度になってくると、失認（事物が何であるか分
からない）が生じ、食事用のお茶わんをまじまじと眺めたり、目の前の
ハサミを取ってくれるよう頼んでもハサミが分からなかったりする。ま
た、「座ってください」と誘導しても「座るんですね、座るんですね」
と繰り返すだけでどうしてよいやら分からなくなる失行が生じることも
あり、言葉が話せなくなったり、分からなくなったりする失語という症
状も現れる。意欲の低下や感情障害も現れ、人格の変化が認められる。

4）　認知症に伴う精神症状と異常行動

　先に述べたような症状は、認知症に特徴的な症状で、脳の器質障害の
進行によって必ず現れてくる。しかし、認知症の介護で最も困るのは、
これらの症状に伴って現れてくる精神症状や異常行動の場合が多い。例
えば、現実にないことを誤った判断で思い込むことで、訂正不可能な場
合を妄想と言うが、被害妄想が多く、中でも物盗られ妄想が最も多い

と言う。また、現実にないはずのものが見えたり（幻視）、聞こえたり（幻聴）、触れられるように感じたり（体感幻覚）することもある。突然殺虫剤を持ってきて「虫がいる」とばらまいたり、部屋に蛇が出てくるという訴えが突然出てきたり、麻痺していない方の半身に子どもがくっついていると言ったり（河合 1985）といった感覚の異常が生じる。これらの感覚異常が夕方から夜にかけて起こり、大声を上げて大騒ぎしたり、昼間は比較的穏やかでおとなしかった人が夜になると急に目つきが変って活動的になるという夜間せん妄もよく出現する。うつ状態や無関心、気分易変などの精神症状に加えて、さらに、目的もなく歩き回り、遠方まで出向いてしまって帰れなくなる徘徊や、失禁、自分の便を触ったり口に入れたりする弄便、紐や衣類にこだわる異常行動などが頻発する。約半数の認知症高齢者にこれらの随伴症状が現れるため、認知症の介護は困難を極める。

3. 高齢期の認知症

　先に述べたように、高齢期には認知症が多く認められる。これは老化の影響もあり、高齢期には認知症をもたらす疾患が多いということである。長谷川（1988）は認知症をもたらす疾患は 100 に近いと述べている。また、高齢期は心身相関が高いので、例えば栄養失調の際や脱水症状の後にも認知症様の状態を示すことがあるので、その鑑別は重要である。しかし、高齢期の認知症の場合、臨床現場ではアルツハイマー型認知症と脳血管性認知症がそのほとんどを占めていると言われている。近年ではレビー小体型認知症他の報告も多いが、以下はこの 2 つの認知症の型について概観する。

1）アルツハイマー型認知症
　アルツハイマーが報告したアルツハイマー病は、脳の萎縮による初老期の認知症疾患であるが、高齢期に生じる認知症が病理学的にアルツハイマー病と同じ病変を示すことが明らかとなり、アルツハイマー型認知症（Senile Dementia of Alzheimer's Type：SDAT）と呼ばれるよう

になった。小阪（1988）は高齢期の認知症と言えばもともとアルツハイマー型であるという根拠から、アルツハイマー型認知症という診断名が妥当であるとしている。近年ではアルツハイマー型認知症という名称が定着している。

　脳の神経細胞の変性と脱落に伴って生じ、顕著な認知症症状を示す。回復は見込めず、原因は不明である。アルツハイマーが既に 1907 年の症例発表で報告している著しい脳萎縮と老人斑や原線維変化（アルツハイマー神経原線維変化）の他に、顆粒空胞変性の出現や神経伝達物資であるアセチルコリンの低下などの報告があるが、これらの変化は正常な老化を経過した超高齢者の脳にも認められ、量的な問題か、出現部位の問題かで現在も論議されている。原因にはクロイツフェルト・ヤコブ病と同様な遅延性のヴィールス説や、アルミニウムなどの金属による中毒説、ダウン症候群との関連から 21 番染色体による遺伝説、アセチルコリン説、アルツハイマー原線維変化に関する蛋白異常説、老人斑形成に関する免疫異常説などの諸説がある。近年、薬剤の開発により、中には劇的な臨床症状の改善を示す事例が見られており、原因の解明に向けての研究が急速に進んでいる。

　アルツハイマー型認知症の特徴は、いつとはなしにゆっくりと発症し、認知症症状に対する自覚がなく、多幸的であると言われている。ゆっくりではあるが、確実に進行し、物忘れが頻発し、暗算が困難となり、続いて年齢、時間、場所、名前というように、見当識の障害が進行していく。血管障害を基盤とする脳血管性認知症に比べ、身体的には健康な人が多く、日常的な活動は活発で徘徊などの異常行動が多く報告される。認知症は全般的に生じ、進行は緩やかである。人格も早期に「その人らしさ」が消失すると報告されている。

2）脳血管性認知症

　脳の循環障害による大脳半球の病変に基づく認知症を脳血管性認知症と言う。以前は脳血管の動脈硬化から生じると理解されていたが、1965年、イギリスのコルセリスが認知症脳と非認知症脳では動脈硬化に差が

ないとし、認知症への血管障害の影響は少ないのではないかという見解を提出した。また、脳所見と精神症状との対応が単純でないという報告も多く、他の要因が影響している可能性が指摘されていた。1974年にハッチンスキーらが大小多数の脳梗塞による影響を報告して後、脳血管性認知症は多発梗塞性認知症と診断されることが多くなった。現在では動脈硬化だけで認知症が生じることはなく、多発梗塞巣や単独の脳梗塞、脳出血の後遺症などの器質性の病変によるものと考えられている。

　このように脳血管性認知症は脳の血管の状態が大きく影響している。よって、症状には血管障害の影響が色濃く現れる。アルツハイマー型認知症の場合、身体的な訴えは少ないが、脳血管性認知症の場合は認知症の出現に先だって頭重や頭痛、めまい、耳鳴り、しびれなど、精神神経症状の訴えが多く、眠れない、熟睡できない、早朝に目覚めるなどの睡眠障害、疲れやすい、集中できない、などの自覚がある。同様に、身体疾患の既往も多く、発作などによる四肢の運動障害や失禁のため、比較的早い段階から介助が必要となり、この点では身体が丈夫なアルツハイマー型認知症とはかなり異なる。

　また、脳血管性認知症の症状は脳のどの部分に病変が生じるかによってずいぶんと異なる。大脳皮質はそれぞれの部位で機能分担が行われているが、どの部分の血流が障害されるかで、障害される機能も異なる。記憶はかなり障害されるが理解力や判断力は保たれるという場合や、他は障害されても計算はよくできるというようにである。知能低下に比べて人格や感情面は比較的保たれているという報告は多く、他人との関わり合いや、礼節的な態度、時にはお世辞などの高次な対人関係も可能であり、そのために家族は気付いていても周囲の人には分からないことも多い。感情失禁は脳血管性認知症に特徴的である。脳の血流の状態によって症状の出現が変わるので、日によって、時間によって、認知症の程度が変化する。例えば、脳の血流が比較的良い日中はしっかりとしているが、悪くなる夕方には失禁が生じるというようにである。これらの特徴のために、脳血管性認知症はまだら認知症とも呼ばれ、認知症の程度に変動が見られるため、介護者の混乱も大きい。アルツハイマー型認

知症が神経細胞の連続的な変性が原因であるため、ゆっくりと進行するのに対し、脳血管性認知症は梗塞巣が増加するたびに悪化するという階段状の進行、つまり発作が生じるたびに悪くなるという進行を呈する。病識は末期まで保たれている場合も多い。

2-3　高齢期認知症の現状

　この節では実際の認知症の臨床像を紹介し、疫学的な側面から認知症の現状を理解する。

1)　アルツハイマー型認知症の臨床像の実際

　室伏（1998）が挙げている87歳女性の例である。夫の死後2年ぐらい経った75歳頃から物忘れが多くなった。ガス器具の扱い方を教えてもすぐに忘れる。物忘れはさらにひどくなり、外出すると帰り道が分からなくなる。自分で置き忘れたものをなくなった、盗られたと夜中まで探し回るなどしたため、3年後に入院する。入院後は衣類がなくなる、盗られたと言って騒ぐことが多く、病院を工場だと言ったり、枕を米俵だと言う。自分の年齢は40歳であると言い、その後2年目には26歳と言うようになった。病院に慣れるに従って盗られたという訴えは減少したが、外泊の際は息子が殺されたと警察に訴えに行ったり、娘からいじめられると近所の人に言い触らしたり、お金やものが盗られたと騒ぎ始めたために家族も音を上げた。帰院してなじみの高齢者や職員に会うと外泊前と同じように穏やかになった。

　アルツハイマー型認知症の事例では、年齢は逆行し、認知症が進行するにつれて若くなっていく。女性の場合は旧姓に戻り、果ては10代までさかのぼることがある。父親や母親がまだ生きていると主張し、家に帰らなければならないという訴えも多い。室伏の先の例にもあるように、なじみの仲間数人と井戸端会議をするように話したり（内容はとんちんかんであるにもかかわらず、にこにこしている）、間違った作り上

げ、例えばこの人と私は身内であるとか、同級生であるとかいう関係を
持ったりすることが多い。逆に、身内であっても分からなくなり、息子
に向かって「あなたはどなた？」と尋ねる場合もある。

2)　脳血管性認知症の臨床像の実際

　小澤（1998）の挙げている82歳女性の事例である。もともと短気で
かんしゃく持ちの性格であった。仕事は熱心であるが対人関係に問題が
多く、あちこちで他人の悪口を言い触らし、そのために職場の雰囲気が
悪くなり、退職せざるを得なくなるというパターンを繰り返す。職は
転々としていた。夫が死亡して以来、独り暮らしであったが、長男宅に
何度も電話がかかるようになり、その回数が徐々に増える。しかし、電
話で話をすることが目的らしく、その内容は些細なものであった。突然
電話がかからなくなり心配した長男が様子を見に行ったところ倒れてお
り、軽い脳梗塞と診断された。数週間で回復し、またもや独り暮らしに
なるも、電話の回数は以前にも増して1日数十回になる。内容は「○○
がなくなった」というもので、次第に「盗られた」となる。盗るのは決
まって長男の嫁であり、「盗った○○を返せ」という内容の電話が頻繁
にかかるようになる。食事を持っていくと「毒が入っている」と拒否
し、ヘルパー派遣など利用するも不適応のために入院となる。入院後は
1日のうちでも時間によって気分の変動が大きく、機嫌の良いときは掃
除や集団活動が可能である。しかし、状態が悪くなると、「帰る」、「盗
られた」が始まり、「皆さん私の財布を返してください」と大声で叫ぶ。
気分が落ち着いているときは自分の生い立ちを語り、病院であることを
認知し、世話にならねばならないことなど理解しているが、状態が悪く
なると物盗られ妄想が出現し、「Y温泉に来ている」、「（主治医に対し）
そら先生は私のようなもんでも入れておくと商売になりますわな」と捨
てぜりふのように言う。以上のような状態が2カ月間続いたが、次第に
集団活動を楽しみにするようになり、得意の長唄で皆の喝采を受けると
「私のような者の唄を喜んでいただいて、何と言ってよいやら」と照れ
たように言い、このことが契機になって落ち着いた入院生活を送れるよ

うになったと報告されている。

　このように、脳血管性認知症の場合は状態による変動が著しい。また機能障害という点でもギャップが大きく、著者の経験した事例では理解力や記憶力は低下しているにもかかわらず、知能検査の数字の順唱・逆唱項目で 3 桁、4 桁の数字を瞬時のうちに計算（足し算）した方がいた。

3）認知症高齢者の出現率と今後の予想

　日本は 1970 年に高齢者人口が 7％を超え、高齢化社会の仲間入りをした。1994 年には 14.1％となり、超高齢国となった。さらに 2007 年には 21％を超え、超高齢社会となっている。2021 年の高齢化率は 28.9％と 4 人に 1 人が 65 歳以上という世界でも類を見ない超高齢社会になっている（令和 4 年版高齢社会白書、内閣府）。

　認知症の出現率は報告によってかなり異なる。本間（1988）による 1980 年代の報告では、認知症の有病率は日本の場合それぞれの調査では 3.0 ～ 5.8％であり、諸外国に比べると低いとある。当時、有病率の高いデンマークの報告では 18.5％、アメリカの報告では 6.1％となっていた。1990 年代になり、厚生省の 1995 年の報告では認知症高齢者は高齢者人口の 6.9％、128 万人であるとされている。日本神経学会の「認知症疾患診療ガイドライン 2017」によると、認知症の有病率は 1980 年代から 2000 年代においては、3.8 ～ 11％と報告されていたが、2010 年代前半には 65 歳以上の認知症有病率は 15％であると報告されている。このように認知症の出現率は上昇し、この傾向は将来も変わらず上昇の予測にある。いずれの調査においても、高齢者施設での高齢化は進んでおり、従って認知症症状を呈する入所者は増加している（小林他 1987）。そして、これまでは認知症を呈する高齢者にはリハビリテーションなどの働きかけは効果がないと言われてきたが、施設内での専門スタッフによる連携のもと、認知症の高齢者にもリハビリテーションが行われるようになり、その有効性が明らかとなってきている（小林他 1990）。現在では認知症高齢者の増加に従って、多くの施設で認知症の高齢者への取り組みが行われるようになっている。

　ところで、認知症の出現率上昇の背景には高齢者人口の年齢構成の変化がある。現在高齢者は老人福祉法によって65歳以上となっているが、60歳代と90歳代の高齢者の状態は身体的にも精神的にもかなりの差が認められるので、65〜75歳を前期高齢期、75歳以上を後期高齢期とする分類が各分野で用いられるようになった。この分類での高齢者人口の推移は、2016年に前期高齢期の高齢者がピークを迎え1,768万人に至り、それ以後は減少している。一方、後期高齢期の高齢者の割合は、以前は前期高齢期の高齢者の割合に比べてずっと低かった。例えば平成10年の例で言えば、前期高齢期高齢者1,237万人に対して後期高齢期高齢者814万人である。ところが、後期高齢期高齢者は2020年に前期高齢期高齢者を上回り、割合が逆転している。2025年には認知症高齢者の数は700万人に達すると報告されているが、後期高齢期人口の増加、これが認知症の出現率に大きく影響するのである。

　これまでの調査では、認知症の出現率は年齢が上昇するにつれ高くなることが報告されている。従って、後期高齢者人口の増加は認知症の出現という点から言えば、危険因子を持った人たちが続々と増えていくことになる。そしてもちろん発症数が増加する。

　年齢と認知症の関連を見ると、その発症数は75歳以上で急速に増加する。そして前期高齢期には男性に多く見られ、後期高齢期には女性に多く見られる。また、1980年代の調査では日本の高齢期の認知症は全体の50〜75%が脳血管性認知症であり、アルツハイマー型認知症が多くの割合を占める欧米諸国とは異なることが報告されていた。

　脳血管性認知症はアルツハイマー型認知症よりも出現時期が早く60歳代から頻発する。一方でアルツハイマー型認知症の出現年齢は比較的遅い。よって、前期高齢期には脳血管性認知症の男性の発症が目立ち、後期高齢期はアルツハイマー型認知症の女性の発症が多くなると考えられる。実際、1990年代後半よりアルツハイマー型認知症が増加し、今日に至っている。2010年代後半では、アルツハイマー型認知症67.6%、脳血管性認知症19.5%であることが報告されている（日本神経学会「認知症疾患診療ガイドライン2017」より）。

2−4　認知症の評価と治療・ケアの目的

1. 認知症の評価方法

1）認知症の有無を知る

　まず、症状の経過などにより、臨床像から認知症状態にあるかどうかの可能性が検討される。さらに CT スキャンや脳波検査、身体の諸検査などから、器質因子の確認が行われ、認知症のスクリーニング検査によって、病的知能低下の有無が検討される。認知症のスクリーニング検査にはほとんどの場合、改訂長谷川式簡易知能評価スケール（HDS-R）が使用されている。この検査は認知症のスクリーニングを目的とした高齢者用の簡易知能検査であり、1974 年に聖マリアンナ医科大学の長谷川和夫氏らによって開発された。1991 年に改訂版となり、30 点満点のうち 20 点以下は認知症の疑いが強く、精密検査の必要があるとされる（加藤伸司他 1991）。

　長谷川式検査以外のスクリーニング検査としては国立精研式認知症スクリーニングテスト（20 点満点、15 点以下は認知症の可能性大）や、Mini-Mental State（MMSE）（30 点満点、23 点以下の場合は認知症の可能性大）がある。後者は 1975 年 Folstein M.F. らが認知障害を測定することを目的として作成された。点数が低いほど認知障害が推定されるものである。

　これらの諸検査により、器質因子の存在と病的知的低下の有無が検討され、認知症状態の有無が決定される。

2）認知症状態を呈する原因の疾患を知る

　認知症の有無と認知症の程度以外に、認知症を呈することになった疾患を知ることは重要である。先に述べた臨床像や CT スキャンから脳の萎縮や梗塞の所在を知ることが最も的確である。現在では画像診断技術が発達し、早期の適確な診断が可能になっている。

3）　認知症の重症度を知る

　認知症の有無が確認された後、認知症の重症度を判定する。臨床像からの評価法としては、柄澤式と呼ばれる「老人知能の臨床的判定基準」（柄澤 1989）や Clinical Dementia Rating（CDR）、GBS スケール、NM スケールおよび N − ADL がある（小林他 1988）。知能検査では N 式精神機能検査（NDS）がある。この検査はスクリーニング検査ではなく、知的機能の多角的な評価を目的としており、知能検査の得点がそのまま臨床的な認知症の程度に対応している。

4）　精神症状と異常行動の状態を知る

　認知症の介護で最も対応が困難となる精神症状と異常行動について、その生じている背景を知る。これらの症状には生育歴や家族関係、病前の性格傾向などの影響が大きく、聴き取りや心理テストによって個別に理解することが必要となる。

2.　治療・ケアの目的

　認知症の病態像には多くの要因が影響を及ぼしていると考えられる。病態像には器質の変化によって生じる一次要因に加え、環境要因や心理的な要因、さらには身体要因が二次要因となって影響していると考えられる。知能低下という本来の器質性症状に加えて、精神症状や異常行動が現れ、認知症症状を形成しているということである。特にアルツハイマー型認知症の場合は現在のところ原因が分からず、従って器質性変化によって生じている症状の改善は望めない。治療やケアは行動・心理症状（BPSD）の消失を目的とし、精神症状や異常行動の軽減が認知症症状の縮小につながると考えられている。器質的な変化の影響による認知症症状に変わりはないが、全体の病態像は改善され、本人、家族の負担が少なくなる。認知症は治らないと言われながらも、現在臨床現場で行われている治療やケアはこのような病態像の改善、多くは精神症状の消失と、異常行動の減少を目的に行われていると考えられる。

2－5　問題点

　この章では高齢期の認知症についてその診断や評価、臨床像や社会的現状などを理解してきた。治療やケアの歴史がまだ浅いにもかかわらず、先に見たように臨床現場では病態像の改善にケアが重要な役割を有している。

　これまでの日本の認知症研究は、認知症の有無の判断や認知症程度の確定、病型の診断については多くの議論がなされてきたが、ケアの方向性と目的についてはあまり検討されてこなかった。室伏や小澤らによる臨床経験からの卓見はいくつかありながらも、先に述べた精神症状や異常行動を理解するという作業が定着化せず、認知症程度の確定ですべてが終わったかのような錯覚を抱く現状になっている。大切なのは、病態像の改善で、そのためには認知症理解よりも個人の心理をより深く理解する必要がある。しかし、現在のところこの分野の研究は非常に遅れている。この点で、認知症研究は急速に進歩したが、認知症高齢者研究はあまり進んでいないと言える。しかも、病態像の改善に最も影響すると考えられているケアに生かされるような臨床心理学的な評価法がまだ確立されていない。生活史や家族の話から理解される場合が多いが、臨床心理学的な個人理解がいまだ高齢期の認知症臨床では立ち遅れているという現状がある。

　このような問題意識から次の章では日本の高齢期認知症臨床における、臨床心理学的研究について概観することとする。

第3章　高齢期の臨床心理学的研究

3-1　臨床実践からの報告

　第1章では高齢期の心理学的な研究において、機能低下による心身の障害と共に生きる高齢者の実証的研究が欠落している点を問題点として取り上げた。第2章ではこれまでの認知症研究において、認知症高齢者の心理的な理解と援助技法がいまだ確立されていないという現状を指摘した。本章では、近年ようやく報告され始めた臨床心理学分野における認知症高齢者に対する臨床実践報告と認知症高齢者研究について概観し、その問題点を検討する。

　認知症高齢者の力動的な心理理解の重要性と心理療法的アプローチの方向性について、我が国で最初に臨床心理学の立場から報告したのは萱原（1987）であった。認知症高齢者に対する従来の記憶訓練や見当識訓練では期待される効果が低く、期待されている心理療法的アプローチにも体系的な技法がないとして、萱原は臨床実践から認知症高齢者への心理療法的アプローチを具体的に提案した。この中で、彼は「認知症高齢者に対する心理療法的アプローチの目的は、彼らの社会復帰を目指すものではなく、彼らの非現実的な言動を受容し、その主観的な世界を尊重して、彼らの精神的安定を図ることにある。これは、言葉を変えれば、自我の統合機能をサポートすることである」と、その目的と意義を述べ、具体的な技法例として、

1.　話を聞く
2.　話の意味を理解する
3.　話の中に積極的に入っていき、自我をサポートする

という、3段階のモデルを提出している。この研究は、現実とは懸け離れた「非現実の世界に住む」と言われていた認知症高齢者の主観的な世

界の重要性を指摘し、援助者がこの主観的世界の安定を目指して働きか
けることの有効性に初めて注目した画期的な研究であった。

　この研究の後、貞木（1993）によって見当識の維持・改善や感情体験
の活性化、社会性の促進を目指した集団療法のプログラムの例が報告さ
れた。こうして、ほとんど報告のなかった臨床心理学の分野において、
認知症高齢者の心理的理解と援助技法に関する報告が行われ始めた。

　1995 年からは、認知症高齢者の援助に関する臨床心理学的技法が多
く報告される。中でも回想法による実践報告は、黒川（1995）が認知症
高齢者を対象としたグループ実践の報告をして後、ますます増えてい
る。黒川は認知症高齢者に 6 セッションの回想法グループを行い、認知
的心理的機能の向上と積極的な関わりという効果を認めたと報告した。
また、橋木（1998）は回想法を用いた集団療法の実践を通して、認知症
高齢者が自己に対する確信を持つようになると報告し、援助者は実践の
中で、高齢者の残存能力を引き出し、これらの能力を外界に結びつけ、
共有体験を促進させるなどの治療機能を担うと考察した。ほか、正常高
齢者の心理療法に回想法を用いた研究や（林 1999）、回想法から高齢期
の類型化を試みる研究もある（山口 2000）。

　音楽療法の実践を通して高齢期の臨床現場に携わる臨床心理士の役割
について考察したのが北本（1996）である。高齢期の臨床実践の目的が
「関係性の回復」であり、この「関係」の中での語り合いが、共感され、
援助者によって継承されることにより、人生の振り返りが可能になると
述べている。しかし、高齢期の心理臨床においては、これらの作業が死
によって終結することも多く、従って、心理士は「今」を共に過ごすこ
と（同行すること）自体に大きな意味を見いだすことが最も考慮すべき
点であると言う。北本の研究は、高齢期の心理臨床にあって、関係性の
中で体験される「今、このとき」の大切さを臨床実践から見事に報告し
ている。

　この関係性に注目したのが北添（1998）である。中でも認知症高齢者
の対人関係における役割意識を重視し、役割が症状に与える影響の大き
さについて報告した。実際の役割分担とは異なる情緒的な役割（例えば

「うちのおばあちゃん」というような特別な個人）も含め、認知症高齢者には役割を持つ場が少なく、この役割意識のサポートが心理的援助の重要な視点になり得ることを結論づけている。

　さらに近年では臨床心理学的理論に基づいた認知症高齢者の心理実践が試みられ、その有効性が報告され始めている。岩崎・大崎（1998）は認知症高齢者の言動が自己の体験のまとまりと連続性を何とか保持しようとする姿勢の現れであるととらえた。そこで、自己心理学派のStolorow R.D. らの理論を応用し、認知症高齢者に自己感が感じられるためには自分の主観的な体験が、他者との間で共感可能なものであること、他者に理解可能なものであることについての確信が必要であり、この確信は、間主観的な場（主観と主観によって形成されている対人の場）で他者によって妥当性の確認が与えられることにより強化されると考えた。これらの仮説をもとに、認知症高齢者の臨床実践に適用した結果、セラピストとの間主観的な場で認知症高齢者には「つながりの感覚」が生み出され、内的体験が具体化されるという過程を経て、情緒が安定化することを報告している。この研究結果を発展させ、岩崎・岩崎（1999）は、言葉の通じにくい重度の認知症高齢者に対しても実践を試みた。その結果、言語的なつながりが難しいという状況下にあっても、重度の認知症高齢者がセラピストをどのように体験しているかという問いを持ち続け、その体験の在り方を推測することで、認知症高齢者の主観的理解を深めていくことが可能であると報告している。

　体験を重視した他の研究として市岡（2000）の体験過程理論に基づく高齢者心理の研究がある。曖昧に感じられる意味を含んだ体の感じに触れ、そこに内在している意味を見いだすという体験過程から、本当の自分に気付き、肯定的な経験ができるとされる体験過程理論を高齢期の心理理解に応用しようとするものである。調査からは、体験過程への触れ方と認知症の程度には関連が見られず、体験過程に焦点を当てたインタビューからは、体験が「今」とつながる体験になることを指摘している。また、市岡は重度認知症にあっても、話の中で突然体験過程が深まるときがあるように思われたと述べている。感情の平たん化、消失が報

告されてきた重度認知症高齢者にあって、これらの機能がまだらに残り
続けているところもあるのではないかという氏の見解は、重度認知症高
齢者への心理的援助技法に新たな可能性を見いだすものであった。

　このように、臨床心理学的実践分野からは、認知症高齢者の主観的世
界を理解し、セラピストをはじめとする他者が「今、このとき」を共有
することの重要性について共通した見解に至っている。萱原が認知症高
齢者に対する心理療法的アプローチの有効性を示唆して後、ようやく始
まった認知症高齢者に対する集団療法や個人への心理療法的アプローチ
において、いったい何を重視して行えばよいのか、効果があるのか、有
効であるならなぜ効果があったのか、などを実践をもとに検証し、今日
に至っている。けれども、これらの研究からは認知症高齢者の人格特性
についてはあまり検討されていない。萱原（1987）が認知症高齢者のこ
ころの構造をモデル化しているが、以後の研究では認知症高齢者の心理
的特徴が検討されないまま、実践が先行してしまっている感がある。と
ころで、認知症高齢者の心理的な特徴を把握するもう一つの臨床心理学
的援助技法として心理テストがある。

　次に心理テストから見た認知症高齢者の心理理解に関するこれまでの
研究を概観することにする。

3−2　心理テストから見た認知症高齢者の心理理解

　これまで認知症高齢者に施行される心理検査と言えば知能検査であっ
た。知能低下の程度を知ることは、認知症の診断につながる大きな手が
かりであったため、知能検査が必要とされたが、WAIS（ウェクスラー
成人知能検査）をはじめとする成人用の知能検査は認知症を伴う高齢
者には負担が大きく、長谷川式簡易知能評価スケールやN式精神機能
検査などの高齢者用の簡易知能検査が新しく開発された（長谷川 1974、
福永 1988）。これらの検査は主として認知症のスクリーニングを目的と
して作成されたが、施行が簡便であるため、様々な調査に利用されてい

る。例えば、長谷川式簡易知能評価スケール（HDS）を用いた100歳高齢者の調査（柄澤 1984）では、最も衰えの少ない人たちにも知能低下が認められ、HDSの平均得点は認知症高齢者のそれとほぼ同程度であったと言う。しかし、認知症の場合は「見当識」、「記銘」、「想起」、「常識」、「計算」などの各項目がほぼ一様に衰えるのに対して、生理的老化の極限状態では場所の見当識や年齢、ごく身近なものの記憶などには衰えが少ないなど、質的な違いが指摘されている。また、WAISによっても、軽度のアルツハイマー型認知症の高齢者は健常高齢者に比べ、「知識」、「理解」、「類似」、「符号」の成績が低いという報告がある（松田 1998）。この結果からはたとえ認知症が軽度であったとしても、アルツハイマー型認知症の場合は抽象的思考力や経験の活用による問題解決能力、判断力や理解力が健常高齢者に比べて低下していることが理解される。

　ところで、認知症高齢者の人格検査についての報告は、知能検査についての報告に比べて格段に少ない。これは人格検査による認知症高齢者の心理理解がこれまであまり注目されていなかったことに加えて、言語能力の低下や、記憶障害を伴う認知症高齢者に適用できる人格検査が少ないという事実に起因している。例えば、質問紙法の場合は文字を読み質問の意味を理解し、記入するという作業が必要になるが、認知症による機能低下のために、質問の意味を理解すること自体が困難になるため、認知症高齢者には質問紙法による人格検査は適用できない。このため、認知症高齢者についての報告は投影法による人格検査の報告が中心である。

　バウムテストは「実のなる木の絵を描く」という簡単な教示のために、高齢期の人格研究によく使用されてきた（桑原 1966・1967、谷口 1979・1981）。中でも小林はバウムテストを用いて成人の生涯発達について検討する一方、認知症高齢者の特徴についても詳細に検討している（小林 1985・1986・1987・1988）。小林の研究においては、生理的加齢のバウムでは樹木の縮小化や樹冠部の豊かさの減少、枝の一線枝化、地平の消失など、評定項目57項目のうち26項目に年齢の影響が認めら

れ、バウムの変化が健常者の加齢に際して見られる自己像の変化を反映していると解釈された。一方、アルツハイマー型認知症の場合は、生理的加齢に見られた変化がより高い頻度で出現し、さらに生理的加齢ではほとんど見られない極小のバウムや形態の崩れ、空間使用領域の著しい偏位などのサインが認められた。これらの特徴は知的機能の衰退を主に反映する一方、自己像の萎縮や抑うつなどの心理的退行も反映していると報告されている（小林 1990）。

　また、従来の人格検査を高齢者にそのまま適用するには無理があるとして、近年では高齢者用の人格検査の開発が進んでいる。TAT（Thematic Apperception Test）はバウムテストと同様に臨床実践現場でよく使用される投影法人格検査であるが、高齢者用に開発されたものではなく、高齢者が容易に自己を投影できないという問題があった。そこで、高齢者用の絵画統覚検査、GAT（Gerontological Apperception Test）やSAT（Senior Apperception Test）が開発されたが、さらに高齢者の援助を目的として 1979 年に PAAM（Projective Assessment of Aging Method）が考案されている。日下は PAAM が TAT に比べてより豊かな内容の物語が作成されるうえ、高齢期のテーマが多く言及されることを確認した後（日下 1996）、認知症高齢者への適用の可能性について検討した（日下 1997）。その結果、重度認知症であっても分析可能な物語が語られる可能性があり、認知症高齢者の心理特性を把握するために有効な手法であると報告している。さらに、PAAM の臨床現場における具体的な活用法を事例を用いて提示し、心理アセスメントとしての活用に発展性のあることを示唆している（日下 1999）。

　現在、臨床場面で使用されている心理テストでは認知症高齢者のアセスメントに限界があるとして、新たな心理テストを作成する試みもある。刺激として 10 枚の絵を用意し、絵の内容に関する質問から、言語能力を査定しようとする HYT（ヒロシ・ユウコテスト、上野 1997）の作成の試みなど、認知症高齢者の心理理解のための心理テストがようやく検討されようとしている現状にある。

3-3　認知症高齢者の心理アセスメント技法の検討

　前節では心理テストによる認知症高齢者の心理理解について、これまでの研究を概観した。その中で、認知症による機能低下のために、従来の人格検査の大半が適用できないという現状が明らかになった。認知症の症状として、記憶障害や抽象的思考の障害が認められるために、質問紙法による心理アセスメントが不可能であることは既に述べた通りである。また、運動機能の低下が認められやすく、作業法による査定や描画法も困難であることは明らかである。バウムテストによる研究では施行法の簡便さから高齢期の研究に適しているとされているが、「絵を描く」という教示が認知症高齢者の拒否感を強めることもまた事実である。

　ところで、認知症高齢者の心理理解に最も必要とされていることは何であろうか？先の臨床心理学的実践報告では、認知症高齢者の主観的な世界の理解が実践的心理援助における第一歩であるとされている。さらに言えば、この主観的世界での体験を共有することが、認知症高齢者の情緒の安定につながるとされている。とすれば、認知症高齢者の内的な体験を客体化し、援助者がその体験を追体験できる手法が必要となる。人格検査のうちこのような体験が可能であるのは、投影法である。

　投影法による人格検査は曖昧な刺激に対する反応から、個人の内的世界の現状を知ろうとする方法である。刺激が漠然としており、被検者は頼るべき外的な枠組みがない。よって、課題を解決するためには自らの内的世界にある経験や知識に頼らざるを得ず、この過程において個人のありよう、つまり外的世界に反応するパターンが明らかにされると言われている。言い換えれば、体験のされ方を知る技法である。代表的な投影法による人格検査は先に挙げた TAT とロールシャッハ・テストであるが、TAT を高齢者に適用するには無理があるとして、高齢者用のGAT や SAT が開発されたことは既に述べた。これらの絵画統覚検査では場面の設定や人物がより具体的に描かれているので、刺激にはある程度現実に近い枠組みが与えられている。高齢者用に考案された心理検査（例えば PAAM）では、高齢者にとってより身近で、具体的な場面

が高齢期のテーマをこれまでのテスト以上に浮き彫りにすると報告され
（日下 1996）、有効性が増したと考えられた。しかし、別の観点からす
れば、高齢者しか適用できないというマイナスの側面を背負ってしまっ
たことにもなる。高齢期の臨床実践には非常に有効なアセスメント技法
であるが、他の年齢集団との比較検討が難しい。

　一方、ロールシャッハ・テストは 10 枚のインクブロットからなる検
査で、先に述べたような具体的場面や人物は含まれない。よって、子ど
もから高齢者までどの年代にも適用が可能であるという利点がある。事
実、幼児期から高齢期にかけての各発達段階におけるロールシャッハ・
テストの報告が、横断的ではあるが蓄積されてきた。本研究は生涯発
達的な視点を持つ研究であった。つまり方向性と連続性を持った人間の
心理的発達を考慮し、かつ、臨床心理学的技法による援助体制へと発展
する心理アセスメント法が必要である。ロールシャッハ・テストは本研
究におけるこれらの課題を解決する可能性のある技法であると考えられ
る。

第4章　ロールシャッハ・テストによる認知症高齢者の心理アセスメントの可能性

4-1　ロールシャッハ・テストの解釈理論と認知症高齢者への適応の可能性

　ロールシャッハ・テストは1921年、スイスの精神科医 Hermann Rorschach（ヘルマン・ロールシャッハ）によって開発された投影法人格検査である。10枚のインクブロットを刺激として被検者に見せ、何に見えるかを問う。得られた反応から被検者の人格特徴が総合的に理解できるとされ、今日、多くの臨床現場で使用されている。

　Rorschach がこのテストを創案した目的は、主として統合失調症を鑑別することであった。しかし、研究を進めていくうちに、彼はこのテストが病理水準の鑑別のみならず、パーソナリティーの理解にも有効であることに気付くようになる。しかし、彼はこの点に関して非常に慎重であった。Rorschach（1921）はその著書で「すべての結果は著しく経験的なものであることを指摘せねばならない。……引き出された結論は、従って、理論的な演繹としてよりも、観察結果である。この実験の理論的基礎は、ほとんどのところ、まだ不完全なものである」と述べている。河合（1969）によれば、Rorschach は解釈の方法全体を考える理論的なものとして、フロイトの精神分析の考え方に注目していたとされるが、彼の夭逝によって、理論的背景は与えられないまま、ロールシャッハ・テストは後継者たちの手に委ねられることになる。

　後のロールシャッハ研究家たちも「経験的なものを基礎としている」という Rorschach の言葉に忠実に、例えば Beck S.J. のように、データ収集を中心とした実証的な研究を進めていった。その結果、ロール

シャッハ・テストによって全人格を知るというような表現がされるようになり、ロールシャッハ・テストで明らかにされるものは何か？という根本的な問題が曖昧になってしまった。この点を厳しく指摘したのがKlopfer B.（1954）である。彼は自我心理学の立場から、ロールシャッハ・テストにより明らかにされるのは自我の組織であることを明確に述べている。彼によれば、

1) ロールシャッハ反応は被検者の自我組織を反映しており

2) この自我組織は表面的に観察し得る行動として、簡単に認められるとは限らない

3) 未成熟な衝動が、実際行動として突如として生じることは、それが現在の自我組織に反映されている限り、ロールシャッハ反応に認められる

とされている（Klopfer B. 1954, p.563）。

　フロイトによって創始された精神分析は、人には意識されていない「無意識の心的過程」が存在するとして、この過程に抑圧されるものを分析することが、症状の改善を導くという治療理論から出発した。しかし、精神分析が発展するつれて、この「抑圧するもの＝自我」の重要性が指摘され始め、アドラー（Adler A.）やユングがフロイトのもとを離れたことはよく知られている。フロイトは自我についてはその役割をあまり重要視することがなかったが、後の精神分析学派の中で、自我の役割の重要性に注目し、高い評価を与えようとする人たちが現れた。この人々の考え方が後に自我心理学と呼ばれるものである（河合 1969）。自我心理学の発展に大きく貢献したアンナ・フロイトの著書『自我と防衛』は、精神分析の分析は、結局のところ自我を通して行われるということを強調したものである。

　自我心理学を背景とした Klopfer B. の指摘は、被検者のロールシャッハ反応がこの自我を通して与えられるものであるということを重要視し、反応の分析から明らかにされるものは、自我に関する情報であるという点を明確にした。次に、彼はロールシャッハ反応に現れる自我の組織と機能を発達的に検討した（**図 4-1**）。

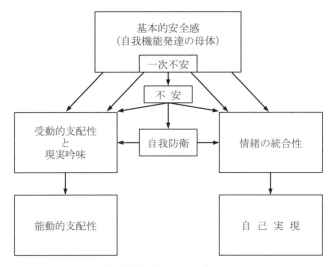

図 4-1　自我機能発達の図式：Klopfer B.

『臨床場面におけるロールシャッハ法』、河合隼雄、岩崎学術出版社、p.28

　Klopfer B. によるロールシャッハ・テストに関する理論は、自我の健全な発達のためには基本的な安全感が必須であり、人間の持つ根源的な不安もこの安全感とともに、自我の発達に重要な役割を果たすという見解から始まっている。乳児は次の段階として、受動的支配性（Passive Mastery）を経験し、知覚の発達により外界を認知する現実吟味（Reality Testing）の機能を獲得していく。そして、現実を支配しようとする能動的支配性（Active Mastery）へと発展していくとされている。このように、現実吟味の機能を発展させ、支配性を獲得する一方で、情緒の統合性（Emotional Integration）の機能が発展していく。最初は未分化であった心的なエネルギーが統合性を持つようになり、高い統合性を持つようになると、自己実現の動きが生じてくるとされている。ここでは高い現実吟味能力ももちろん必要である。「ある程度の統合性を有する自我が、その程度で安定してしまうことなく、常に新しい可能性を吸収して、より高次の統合性へ志向することを自己実現と呼ぶ」のであるが（河合 1969）、Klopfer B. はユングの分析心理学からも

大きな影響をうけており、自我心理学とロールシャッハ法とユング理論から、このような自我発達仮説とロールシャッハ解釈仮説を提唱した（各スコアの解釈仮説については第6章に挙げる）。

　この解釈仮説は、理論的な背景が薄かったロールシャッハ法に新たな活力を生み出したが、一方で、この図式に表される自我発達の説明は批判を受けることにもなった。なぜなら、建設的な自我機能の発展した状態を示すこの図では、不適応状態を表すことができないという問題である（本明 1959）。この図が示すものは、方向性であって、状態像ではないために、不適応状態にある自我の状態が表現できないというこの指摘は、今日なおも解決されていない問題点である。

　ところで、Klopfer B. が明らかにした自我機能の発達の図式には、これまであまり指摘されてこなかったがもう一つの特徴がある。ロールシャッハ・テストに見られる自我の組織と機能を明確にしたという第1の点に加えて、発達という方向性を導入して述べられている点である。特に、発達初期の乳児期からの考察は、人間の精神発達を検討するうえでも、ロールシャッハ・テストが有用であることを示している。とすれば、第3章で考察したように、高齢期についても発達的な観点からロールシャッハ・テストが有用である可能性があろう。さらに、Klopfer B. が指摘しているように、ロールシャッハ・テストにおいて自我機能が明らかになるとすれば、高齢者の自我機能をロールシャッハ・テストから発達的に明らかにできるということになる。

　ところで、第3章では認知症高齢者に対する臨床心理学的実践に比べ、心理テストを用いた実証的な研究が不足していることを指摘した。その際、認知症高齢者の心理的な理解を得るためには、認知症高齢者の主観的な世界を理解できる手法が必要であるという結論であった。現実の状況を認知症高齢者がどのように体験しているのかを知るということは、言い換えれば、主体である認知症高齢者の客体である現実（＝外界）との関わりを知ることになる。これは臨床心理学分野で言われる自我の働きにほかならない。つまり、主体を統合し、外的世界との関わりを調整する働き（本書ではこれを自我機能と定義する）である。認知症

高齢者の理解には、決定的に重要な視点であると思われる。以上の点より、ロールシャッハ・テストによる認知症高齢者の自我機能を理解することは、発達臨床心理学的視点に立った認知症高齢者の理解と援助に大変有効な手法であると考えられる。

　そこで、次節にこれまでのロールシャッハ・テストを使用した高齢期の研究について検討する。

4−2　ロールシャッハ・テストによる高齢期研究の歴史

　ロールシャッハ・テストによる高齢期研究に布石を投じたのは、創始者の Rorschach 自身である。1921 年に出版された "Psychodiagnostik" に高齢期のパーソナリティーに関する記述が既に見られ、後の研究結果も彼の記述を裏付ける形で今日に至っている。Rorschach はこの方法を幼児から高齢者まで試行し、生涯発達的な見解をもって、パーソナリティー研究に用いていた。Klopfer W.G.（1946）によれば、彼の著した "Psychodiagnostik" には Normal old age（ここでは「普通の高齢者」と訳し、健常高齢者と理解しておく）の特徴を、

　(1)　狭い体験型
　(2)　曖昧、または不正確な形態認知
　(3)　非常に限定された思考内容

という 3 つの "Pathogonomic" サインとして提示している。(1)からは内的資質を利用する能力の減少と、情緒的な課題への対応の弱まりが、(2)からは知覚の鋭さと、知的能力の減少が、さらに(3)からは興味範囲の狭さが説明されている。また、彼はこの他に、経験を組織化することの難しさ、あるいは高度な精神活動を保ち続けることの難しさがあるように思われたと付け加えていると言う。

　こうしてロールシャッハ・テストによる健常な高齢者のパーソナリティー特徴が初めて明らかにされたが、Rorschach はさらに生涯を通じての体験型の変遷にも綿密に言及している。ここで彼は 60 歳からの体

験型には3つの道があり、

1）両貧型が進み続ける場合（70 〜 80 歳の正常高齢者）

2）両貧型が急速に現れる場合

3）自己中心的な外拡的方向に動く場合（認知症高齢者）

と述べている。医師であった彼は、健常な高齢者の分析を進める一方で、器質的な疾患として動脈硬化症や高齢期の認知症にも注目し、「普通の高齢者」と区別した疾患群として特徴も見いだしている。また、「普通の高齢者」と器質的な疾患のある高齢者の事例を挙げ、それぞれの反応の特徴も述べている。（精神的に衰えていない）高齢者については統合失調症のプロトコルとの近似性を指摘したうえで、体験型が両貧型となり、形態が不明確、紋切り型の傾向が強くなることを、また認知症高齢者の場合は反応の固執が続き、検査の施行方法を変更したことや、その影響、7 〜 8 歳の児童の反応との共通性、作話の顕著さを既に指摘している（『精神診断学』pp.109-110、p.170、pp.222-224）。

　ロールシャッハ・テストを用いた本格的な高齢期の研究は戦後のKlopfer W.G.（1946）に始まる（Personality patterns of old age）。彼は30 名の高齢者施設居住者（範囲 62 〜 93 歳、平均年齢 74 歳）と、20 名の在宅高齢者（範囲 63 〜 81 歳、平均年齢 73 歳）の計 50 名のプロトコルについて分析を試み、量的集計による結果を初めて提示した。また、量的な分析にとどまらず、反応の質的な側面にも注目し、多くの事例とともに高齢者のロールシャッハ反応を綿密に論じている。彼はRorschach の 3 つのサインを検証し、さらに M が減少すること、FM優位となること、刺激図版の表面の特徴に関する反応が弱まること、特に色彩反応が減少すること、CF 優位となること、平凡反応が減少すること、W 反応が優位となることなどを指摘し、次のような知見を加えて高齢期のパーソナリティーについて論じた。すなわち、知的機能の低下には加齢や個人の問題の顕在化による情緒不安が関係しているものと、老化による精神異常から起こっているものがあること、情緒刺激への反応には一貫した反応がないこと、他人に対しては批判的であり、社会的な接触が困難になっていることなどである。また、この報告では施

設高齢者と在宅高齢者には顕著な差はなく、むしろ類似性が高いと報告
されている。これらの綿密で総合的な Klopfer W.G. の研究結果は後の
研究においても支持され続け、高齢期のロールシャッハ反応の量的サイ
ンをほぼ特徴づけたものとして位置づけられる。

　欧米での高齢期のロールシャッハ研究の詳細は後に述べるが、この
Klopfer W.G. の研究を最初として、1950 年前後より続々と研究が展開
された。特に 1950 年代には認知症患者やうつ病の患者を対象とした
Dorken H.（1951）や Orme J.E.（1955）、後に生涯発達的見地からも高
齢期のロールシャッハ反応を集大成した Ames L.B.（1954）、高齢期の
ロールシャッハ反応の標準値を初めて提示した Light B.H.（1956）らの
報告がある。1960 年代になると、Eisdorfer C. による知能とロールシャッ
ハ反応の研究（1960・1963）が報告された。既に 1949 年の Chesrow
E.J. の研究に見られていたが、この頃からほとんどの場合 WAIS による
知能検査がロールシャッハ・テストと同時に施行されるようになってい
る。また、縦断研究も Ames L.B. の報告（1960a・1960b・1965・1966）
が見られ、1970 年代にはアングライトナー（1974）の縦断報告がある。
しかし、大きな発展はなく、Klopfer W.G.（1974）や Ames L.B.（1974）
の報告に見られるように、それまでの高齢期のロールシャッハ反応の研
究の成果が、一定の見解をもって報告され、多くの研究の共通の見解と
して定着した感がある。また、この時期には衰退あるいは退行ととらえ
られていた高齢期の特徴を、円熟（Maturation）ととらえるという新
しい老年学の見地が導入され、ロールシャッハ・テストに現れる老化特
徴もこのような円熟性を示している可能性のあることが示唆されてい
る（Klopfer W.G. 1974）が、1980 年代になっても報告の数はあまり多
くない。1980 年代、90 年代には Reichlin R.E.（1984）の高齢期のロー
ルシャッハ・テストの報告についての総説が発表されたほかは、Insua
A.M. & Loza S.M.（1986）の初期認知症患者の鑑別診断の報告、健康
高齢者を対象とした Mattlar C.E. ら（1985・1992）の包括的システムに
よる報告、在宅高齢者を対象とした Gross A. ら（1990）の報告がある
にすぎない。ロールシャッハ研究としては初期の 1950 年代、60 年代の

Klopfer B. や Ames の研究報告がほぼ高齢期の人格特徴を表していると
され、一定の見解となった後は、あまり発展はなく、現在では高知能の
高齢者や在宅高齢者、身体的に健康な高齢者は成人のロールシャッハ
反応とはあまり変わらないという報告が新たに実証されているにすぎな
い。

　また、日本の研究は欧米より約 10 年遅れた 1950 年代の終わりから始
まっている。アメリカでは 1950 年代に続々と研究発表がなされたが、
日本は 1960 年代にその傾向がうかがえる。日本における研究は 1956 年
に発表された金子に始まり、伊藤・杉村（1959）の後、斉藤（1960）、
荒井（1962）、佐藤・岡本（1966）らが続いた。詳細は次節に述べるが、
最初の研究が Klopfer W.G.（1946）の結果を支持しており、日本でもア
メリカ初期の共通した見解が根強く浸透することになった。1970 年代
には東京都老人総合研究所の下仲ら（1975・1978）が、精神的老化サイ
ンの検討を始め、日本の高齢期のロールシャッハ反応の研究では最も大
規模でかつ長期的な報告を行っている。この研究は、欧米の研究が主と
して年齢区分（前期高齢期、後期高齢期）による差異や、知能の程度に
よる差異に焦点を合わせたものが多いという事実に比べ、ロールシャッ
ハスコアのそれぞれが加齢要因により変化するのか、あるいは知能の低
下によるものであるかという徹底したサインアプローチであることが特
徴であり、他の高齢期のロールシャッハ研究に与える影響も大きく、日
本のロールシャッハ研究の特異性を表す研究であると言える。同じく
1970 年代には小野（1973）による認知症の研究や田形（1979）による
児童、学生グループからの判別分析の研究が報告され発展を見たが、や
はり 1980 年以降は報告が少なく、アメリカと同じように在宅高齢者や
健康高齢者の報告となっている（星野 1995・1997）。

　欧米・日本に共通する研究の動向として、初期から見られた研究成果
が一致し、高齢期のロールシャッハ反応が固定化した結果、新たな要因
による分析や検討が行われなくなった。1974 年の Klopfer W.G. による
円熟化という視点も、以後は発展を見ることなく、わずかに在宅高齢者
や健康高齢者の報告をもってそれまでの見解を否定しようとするものば

かりである。固定化した研究結果についての再検討はなされていないま
まである。これは日本についても同様である。

4-3　欧米における研究報告

　前節では高齢期のロールシャッハ研究の流れを概観した。この節では
欧米、特にアメリカを中心とした高齢期のロールシャッハ研究につい
て、その流れを追っていく。ロールシャッハ・テストを使用した最初の
高齢期研究は創始者の Rorschach 自身によって行われていたこと、ア
メリカでの最初の研究が Klopfer W.G. によって行われたこと、その結
果については前節に述べた。

　Klopfer W.G. の研究の後、1940 年代には Prados M. & Fried E.G.(1947)、
Chesrow E.J., Wosika P.H. & Reinitz A.H.（1949）の 研 究 が あ る。
Prados M. & Fried E.G.（1947）は、50 歳から 80 歳までの正常高齢者
35 名を対象者として、10 歳ごとに 3 つのグループに分け、加齢による
影響を見ている。結論としては、加齢によってパーソナリティーに重大
な影響の見られる年代というものはないが、70 歳以前は知的減退に不
安を感じているものの、70 歳以上では諦めが見られるとしている。ま
た、年齢の増加に伴ない、創造的知的能力は徐々に減少すること、情緒
的な反応は減少すること、本能的欲求の抑制力が減退し、幼児期の原始
的な状態が再び起こってくること等を報告している。Chesrow らの研
究は、男性入院患者 20 名に対し WAIS による知能検査を施行したうえ
で、知能とパーソナリティーの変化について検討している。結果は、こ
れらのテストと身体所見の間には何ら関係は見いだせず、知能の減退
と、Piotrowski Z. の Organic サインとの間にも相関が認められないと
している。また、ロールシャッハ・テストの結果からは、遅い反応、生
産性の少なさ、紋切り型の思考、知能と情緒の収縮および不能性が挙げ
られ、これらの特徴は加齢に伴う精神機能の変化と関係していると述べ
られている。

　1950 年代の初めは年代別のロールシャッハ反応の差異を検証する研究が相次いだ。Kuhlen R.G. & Keil C.（1951）は 65 ～ 70 歳、75 ～ 80 歳それぞれ 50 名ずつ合計 100 名を比較した。この対象者は経済的・教育的な水準が低く、3 分の 1 は独身であるという独自性を明らかにしているが、年齢による差異はなく、把握型の割合についても成人とは変わらなかったと報告している。また Grossmann C., Warshawsky F. & Hertz M.（1951）も施設在住の高齢者 50 名を 60 ～ 74 歳、75 ～ 90 歳に分類し、比較検討した結果、年長者群のほうが知的にも情緒的にも柔軟性とコントロールが低下し、知的な生産性や環境に対する反応性が減少するほか、社会適応も悪くなると述べている。Davidson H.H. & Kruglov L.（1952）は同様に、施設在住の対象者 46 名を 61 歳から 76 歳、77 歳から 91 歳に分類し、年齢の高い群がよりステレオタイプとなるが、生産性や M 反応、知覚の正確さは変わらないとしている。また、施設と在宅の高齢者の差異についても、施設在住の高齢者のほうがよりエネルギーと自発性に欠け、硬さが増すとしている。しかし、1954 年の Caldwell B.W. の調査では、年齢とロールシャッハ変数との関係は低く、むしろ知能の程度が大きく影響すると結論づけられ、以後は知能の程度とロールシャッハスコアの変化に研究内容が移行していく。Light B.H. & Amick J.H.（1956）は、50 名の在宅の対象者（年齢範囲：65 歳から 85 歳、平均 IQ = 112.8 WAIS）について、低い生産性と対人関係の困難さ、ステレオタイプの人格特徴を指摘している。また、それまでの研究は成人のロールシャッハスコアとの比較が多かったが、この報告では初めて、高齢者の標準値が提示された。

　高齢期の認知症患者についても、1951 年に Dorken H. & Kral V.A. が初めて研究を報告した。35 名の老人性精神病患者を対象にロールシャッハ・テストを実施したところ、一般の高齢者の反応とは質的に異なり、反応の多様性が著しく欠如し、貧弱な結果であったと報告している。これは知的低下だけでなく、情緒的な面でも低下が著しく生じ、パーソナリティーが個性を失った崩壊の傾向にあると述べられている。同じく Orme J.E.（1955）も認知症の診断を受けた患者とうつ病の診断を受け

た高齢者を対象に研究を行い、認知症の患者は成人ともうつ病の高齢者とも異なり、貧しいプロトコルを示すと報告している。さらに彼はこれらの群と健常高齢者を比較し、健常高齢者については、M反応と色彩反応は減少するものの、後のスコアは成人と変わらないと報告している（Orme J.E. 1958）。

　1960年以降は知能との関連が重視され、Eisdorfer C.（1960・1963）らがロールシャッハ・テストによる高齢期の人格研究の場合、知能を測定することと居住場所を考慮する重要性を提唱した。彼らの研究では年齢を5歳ごとに区分し、知能を程度により3段階に分類し、ロールシャッハ反応における知的要因と加齢要因について検討している。その結果、それまで言われてきたP反応やM反応の減少は高IQ群には見られず、高齢期の知的低下と関係していると報告している。また、認知症やその他の器質性疾患についての研究では、Singer M.T.（1963）らが在宅の認知症の高齢者と認知症でない高齢者にWAISとロールシャッハ・テストを行い、前者はF%の増加と不安の増大が見られるが、後者については従来からのステレオタイプの反応様式や反応内容や平凡反応の乏しさを否定している。

　1970年代以降は先に述べたように、大きな発展はなく、発表される研究報告も少なくなっている。健常高齢者についてはPoitrenaud J.ら（1975）が155名の在宅高齢者について、高齢期の認知機能の低下に比べるとロールシャッハ変数は変わらないと、人格機能の保持を報告している一方、Ketell M.E.（1976）は高齢期の器質性患者と若い年代の器質性患者のロールシャッハ反応の類似性を報告し、高齢期の人格変化というよりは、器質的な要因の大きさを提示した。また、アングライトナー（1974）らは60〜74歳の対象者140名を5年間にわたって縦断研究した結果、やはり人格は安定していると報告している。

　1984年、Reichlin R.E.は高齢期のロールシャッハ研究についての総説を発表し、

　1）　知能が平均より高い高齢者は成人の反応に近いが、低い高齢者は反応性に乏しく知覚様式に硬さが見られる。

　2)　在宅の高齢者は施設入居の高齢者に比べて反応が豊かである。

　3)　認知症患者は収縮した貧弱な反応で、精神機能の低下を表す反応
　　　となり、知能の高いうつ病の患者は、若い年代のうつ病患者と反応
　　　は大きく違わない。

と、それまでの研究結果をまとめている。以後は、より健康な高齢者を
対象とした Mattlar C.E. ら（1985・1992）の包括的システムによる報告
があり、健康で社会的刺激を受け続ける高齢者は 80 歳に至ってなお変
わりなく、従来言われてきた報告よりも、ずっと豊かなロールシャッハ
反応であることを強調している。また、在宅高齢者を対象とした Gross
A. ら（1990）の報告も、在宅高齢者 47 名を年齢と IQ によって分類し
て比較したところ、Mattlar らと同様な結果を報告している。すなわち、
在宅高齢者では重篤な脳障害や情緒障害を免れていれば、成人期の人格
を保持していると結論づけている。一方、器質障害のある高齢者につい
ての報告はあまりない。Insua A.M. & Loza S.M.（1986）が年齢や IQ、
教育年数などを対応させた認知症を疑われる高齢者群と健常高齢者の 2
つのグループ計 30 名の対象者について検討し、運動反応の減少と M 反
応に投影されるエネルギーの減少がロールシャッハ・テストから見たう
えでの認知症の鑑別に有用であると報告しているのみである。

　以上、欧米での研究結果を概観してきた。主な研究報告を表4-1 に
挙げる。これらの報告は年齢要因、知能要因、居住場所の要因、器質
要因という 4 つの要因について検討されてきたと理解される。現在のと
ころ年齢要因の影響は少なく、知能要因の影響の大きさが重視されてい
る。さらに近年では在宅の調査が多く行われ、従来の施設在住の対象者
よりも豊かな人格特徴が報告される傾向にある。また、器質要因につい
ては、脳の器質障害の影響の大きさは指摘されているが、知能との関連
においてはまだ不明確であると言える

　以上は欧米における高齢期研究について、ロールシャッハ・テストを
手段として用いたものを取り上げて検討してきた。その結果、年齢や知
能、教育歴、生活水準、居住形態など、様々な要因が高齢期には関与し
ていることが明らかとなっている。しかし、知能低下との関連が深い

表 4-1　高齢者のロールシャッハ研究（欧米）

研究者	Klopfer W.G.	Prados & Fried	Ames	Ames	Ames
公表年	1946	1947	1954	1954	1954
対象	Normal	Normal	Normal	Presenile	Senile
年齢範囲	62-93	71-80	70-92	7-100	70-100
平均年齢	73.5				80
対象数	50	10	41（11, 30）	140（41, 99）	19（9, 10）
知能検査					
R	14.1	20.0	25.9	15.7	13.5
T1	49.3				
W%	high	43.0	36.2	43.5	46.2
D%	low	55.0	47.2	47.4	44.7
d%		1.3			
Dd%		0.7（S）	15.4	9.2	8.1
S%					
F%			50.0	63.9	91.5
F+%		15.0	93.2	80.7	50.5
M	1.4	1.8	3.3	1.6	0.2
FM	3.2	5.1	2.7	2.0	0.3
m	0.1	0.7	0.3	0.0	
FC	0.3	0.2	1.0	0.3	0.0
CF	0.7	0.3	1.3	0.5	0.2
C		0.3	0.2	0.1	0.1
SumC			2.1	0.7	0.2
C'	0.2				
K+k	0.1				
c	1.2				
H			6.0	3.0	0.5
A			11.4	8.6	4.0
H%			24.0	17.0	5.0
A%	high	49.0	45.6	55.0	39.5
CR			6.0	5.0	3.0
P	low		7.1	5.4	2.1

ことは Eisdorfer らの研究によって明確になり、近年では、居住形態の差、施設か自宅かという環境の要因から検討される傾向が強い。これまでは施設の調査が多かったが、自宅調査が可能となるにつれて、健康高齢者の特性もずいぶんと詳しく検討されるようなっている。その結果、これまでは高齢期には様々な機能低下が生じ、障害を持つという観点が主であったが、今日ではそのような考えは消失し、健康なまま高齢期を生きることは人格面から見ても、それまでの発達時期とは何ら変わらない人格の安定性を備えているという見解に達しつつある。

　日本はこの欧米の研究成果を取り入れ、10 年遅れて研究体制がとられるようになった。次節では、この日本の高齢期研究を取り上げ、その問題点を検証することとする。

4－4　日本における研究報告

　前節では欧米における高齢期のロールシャッハ研究について述べたが、この節では日本の高齢期のロールシャッハ研究について、研究概要と東京都老人総合研究所による研究、ロールシャッハスコアについての各研究結果を概観する。

1. 研究概要

　アメリカでは 1946 年の Klopfer W.G. の報告に見られるように、第 2 次世界大戦後すぐから高齢者のロールシャッハ研究が報告され始めた。しかし、日本では 10 年後の 1956 年、金子によって初めて報告されている。この研究は 60 歳から 87 歳までの在宅・施設の高齢者 156 名を対象とした大規模なものであった。この調査によれば、高齢者は成人に比べて反応数（R）の減少、人間運動反応（M）の減少の他、W％、A％、FM の増加が認められるという、Klopfer W.G. らの報告と同様の傾向を報告しているが、さらに、d％や Dd％の低下や、P の保持、P％の増加などの独自の見解についても述べている。この報告を最初として、1960

年代より高齢期のロールシャッハ研究が次々と発表された。これらの主な調査結果について、対象群、年齢区分、平均年齢、人数、調査結果など、一覧表としてまとめたものが**表 4-2** である。著者の調査では 2000年までに、18 名の研究者による報告がある。

　1960 年以降、斉藤（1960）、荒井（1962）、佐藤・岡本（1966）、平田（1969）の研究が次々と発表された。斉藤（1960）は 51 〜 90 歳の高齢者 100 名についてロールシャッハ・テストと連想試験法、記名力検査を用いて調査し、高齢者の精神機能の特徴として、同常的で環境が心理的に及ぼす影響が大きく、偏執的、非現実的であると指摘している。また、荒井（1962）は 40 歳から 70 歳の対象者 48 名について調査した。高齢期といえども調査対象者の年齢が低く、また有職者であるという点が異なる上、60 〜 69 歳のデータがかろうじて参考となる研究であると思われる。しかし、この研究では高齢者のロールシャッハ反応は極めて子どもの反応に似てくると述べ、「子ども返り」現象があると断言されている。また、佐藤・岡本（1966）の研究は従来のような発達心理学的見地から高齢期の人格特性を検討するとともに、施設入所の高齢者の特徴について F+％の減少や F％の逸脱、H％の少なさを指摘している。さらに、平田（1969）の研究は、在宅の高齢者で、一部有職者も含まれている対象者であるが、男女の比率もほぼ同数の研究で、在宅の一般高齢者を対象とした初めての報告である。従来言われていた W％の増加には性差が見られ男性に特徴的であること、人間像を把握する能力は依然として保持されていること、運動反応は直線的、急激に減少するものではないことを報告している。これらの 1960 年代の研究は、いわば、横断法の研究時期であり、分析方法も各指標を成人期の結果と比較検討するというものであった。

　しかし、1970 年代になるといわゆる一般の高齢者の横断研究のみならず、様々な研究と研究方法が展開されるようになる。1973 年には小野が認知症の研究の中で、老化に伴う認知症の高齢者を取り上げて検討した。てんかんと進行麻痺、アルツハイマー型認知症、脳動脈硬化症の4 群は、反応数の減少、W％の増加、色彩反応と平凡反応の減少を認め、

表4-2　高齢者のロールシャッハ研究（日本）

研究者	片口	下仲	佐方	星野
公表年		1978	1982	1995
対象	成人	Normal	Normal	Normal
年齢範囲	20-40		64-84	
対象数	118	63	30 (22,8)	18
平均年齢		73.1	72	84.06
知能検査		31.3	WAIS S尺度	21.35
R	24.5	16.3	14.6	15.22
Rej.	0.2	0.6	0.8	
T1				
T1A	18.1	21.2	22.6	22.24
T1C	21.1	28.8	25.3	23.33
W%	59.7	45.7	67.5	46.94
D%	32.5	42.0	27.5	49.89
d%	5.7 (+Dd)	2.7	1.1	0.00
Dd%		6.4	3.9	3.17
S%	0.4	6.1	0.7	5.11
F%	36.8	55.8	46.0	49.06
F+%	67.8	73.7	80.0	67.89
M	3.8	1.7	1.2	2.39
FM	3.8	2.5	2.6	2.00
m	1.2	0.4	0.4	0.88 (+Fm)
FC	2.6	0.5	1.2	0.56
CF	1.9	0.8	1.1 (+C)	1.00
C		0.1		0.00
SumC	3.5	1.2	1.7	1.28
C'	1.4	0.5	0.4	0.22 (C' all)
K+k			0.4	0.00
c	1.9	0.9	0.7	0.28
H%	21.2	12.2	13.5	
A%	44.3	47.0	58.5	60.56
CR	7.2	5.6	4.6	5.17
P	5.2	4.7	5.2	3.22

さらにアルツハイマー型認知症、脳動脈硬化症群については初発反応時間の減少、color カードの初発反応の遅延、H％の保持、血液や解剖反応が皆無であること等を述べている。この研究では高齢期の認知症群には生産性の減退と、認知の問題、さらに適応の仕方の問題があると述べられている。さらに認知症については、蔦（1975）らが正常高齢者との比較結果を発表している。正確なデータは提示されていないが、認知症の高齢者の人格特性については、「知的低下が著しく、現実にそぐわない独自な思考様式を持ち、環境からの刺激に無関心で、自ら環境に働きかけることも少なく、意欲は減退し、自我の弱さを示し、感情も平板化して物事に感動することもなくなる。他者への共感や、円滑な対人関係を結ぶ積極性もなくなり、自分本位の独自な行動を行うようになり、人格水準全体の低下が顕著になる」とその平均像を描いている。

　桑原（1971・1972a・1972b・1974）は高齢者の精神機能の特質を精神機能に生じるマイナスの補償の努力であると定義し、従来の数量的結果の分析ではこの特質を語ることができないとして、独自の指標から 3 つのパターンに分類した。すなわち高齢者のロールシャッハ反応の特徴は、「ブロットの形質に対応する形態視の種類の少なさ、ブロット把握の「貧困さ」と、「ブロット細部へのこだわり」であり、この特徴の補償のパターンとして

1)　個人的追憶を連想的に多発して現実に対応しようとする群

2)　細かい部分に言及して対応しようとする群

3)　ブロット適合への努力が認められず、認知症を思わせる群

に分けられると言う。さらに加齢により時間・空間に対する見当識障害が生じるため、イメージは保持されるが、ブロットへの適合が困難となり、イメージとブロットとの結びつきは薄れるとしている。新たな分析方法としては、田形（1979）の判別分析による精神老化尺度の作成の研究がある。彼は高齢者と大学生、小学生のロールシャッハ・テストの分析を行い、3 群間の比較では高齢者の 80％以上を他の群より正確に判別できたとしている。しかし、暦年齢や長谷川式簡易知能評価スケールからの分析では老化の度合いをそれほど明確に示すことができなかったと

報告している。精神老化については、W％の減少とD％の増大という従来とは異なる結果を提示し、把握型が精神老化の鍵を握るとしている。

　縦断研究もこの頃から報告されるようになった。1975年には石井が3年後の再検査による結果を報告しているが、横断的比較による結果とは必ずしも一致せず、むしろ、人格機能が安定した例もあり、個人差や施設への適応と関連づけてこれらのことが考察されている。また、高齢者の人格特徴については回復力を認めながらも従来と同様の精神機能の硬化であるとしているが、M反応の質的検討から対人的共感性は維持されるという新たな見解も提示している。同じく縦断研究を行った杉山（1976）は、10年にわたる規模で高齢者の心身両面から追跡調査を行い、健康群と疾病・死亡群の比較から6個のロールシャッハ予後指標なるものを提唱した（R＜15, T／R1（color）≧41.9", M≦0, CR≦4, FM＋m≦3, FC＋FK＋Fc≦1）。これらの指標は、加齢に伴う健康の推移をよく反映するものとされ、疾病の発生や、生命予後の推測に妥当性が高い指標であると報告されている。

　また、事例研究としては村本（1977）の喜寿を迎えた禅僧の報告がある。ロールシャッハ・テストによる高齢期研究のほとんどが横断的、あるいは縦断的な数量比較という形で行われてきた中で唯一の健常高齢者の事例研究であり、貴重な資料である。高齢期の精神老化に焦点づけられた諸研究の中で、80歳を前にしてなおみずみずしい感性と高い知的能力を持った人格特徴が初めて提示された。量的分析はなく、内容分析に重点のおかれた研究であるが、そのプロトコルの提示自体が大きな意味を持つ報告である。

　また、日本における高齢期のロールシャッハ研究で、最も大規模な研究である東京都老人総合研究所の下仲らの研究が1975年より始まっているが、これらの研究については次の項で述べる。

　このように1970年代は高齢期のロールシャッハ研究が様々な形で発展したが、1980年代になると、その研究報告は減っている。傾向としては、より活動的な高齢者の人格特徴についての調査が見られるようになっている。佐方（1982）は総合福祉センターに来所する高齢者30名

について調査を行い、従来の結果とは異なる結果を報告している。積極的な活動を行っている高齢者は、

1) 常識的で、紋切り型ではあるが、正確に現実把握することができ
2) 構成的に全体状況を判断できる特徴や
3) 体験的広がりもあり
4) 適切な情動的対応をしている

と言う。また、村井（1983）は高学歴有職高齢者として、大学教職員20名についての調査を報告している。年齢が60歳以上で平均年齢が67.7歳という高齢期にしては若い群と在宅高齢者（老人福祉センター来所者）、大学生群を比較検討した。その結果、従来の研究結果とは異なり、教職員群は学生群の反応とはほとんど変わらないこと、従来の研究で高齢者の特徴として報告されている結果は、在宅高齢者群により見られることを述べている。また、各指標を因子分析によって6つの因子に分類し、それぞれを

① 反応の量的、質的豊富さをもたらすポテンシャルないし知的活動の活発さの因子
② 紋切り型で衝動的な因子
③ 情緒的統制、自由なとらわれない思考
④ 動きを見る傾向の因子
⑤ 他人に対する関心と感受性を示す因子
⑥ 一般常識と社会的協調性を示す老成ないし熟成の因子

と命名している。この中で①と②の因子は精神機能の老化（認知症化）と、③の因子は加齢とそれぞれ関係があり、⑥の因子は高齢者の長所とされる、秩序や常識を重んじ、社会に協調していく側面であると考察されている。④と⑤の因子については学生群と両高齢者群の間に差は認められず、変わらない特性としてとらえられている。教職員群は年齢的に、ほとんどの被験者が60歳代であると考えられるので、従来の結果との差異は年齢を考慮する必要があるものの、因子分析による分類の結果は示唆に富む研究である。

　このほか、1980年代には、山下（1983）による高齢者と家族との合

意ロールシャッハ・テストの報告がある。高齢者を家族との関わりの中でとらえるというそれまでとは異なる視点からとらえたユニークな方法であり、娘や嫁との関係性から考察されている。この関係性によって高齢者の提示する反応数と採用数はかなり異なり、高齢者の人格特性というよりは、高齢者に環境が与える影響の大きさがこの研究によって初めて明らかにされたと言える。

　1990年代に入ってからは、秋本（1994）、星野（1995・1997）、池田（1996）らの報告がある。70年代や80年代に比べて、対象者や分析方法がより個別的・臨床的になっているという特徴が認められる。秋本の報告は、心気妄想を呈した施設在住の84歳の女性の事例検討である。健常高齢者や認知症の高齢者の報告とは異なり、精神科に通院する一患者のプロトコルからの解明であるが、加齢に伴う衰えの受け入れについての葛藤や、器質的な影響がそのまま報告されており、高齢期の心理臨床分野からは非常に興味深いものである。また、池田は沖縄の離島に住む高齢者を調査し、従来の精神老化という一面的な分析ではなく、風土や文化の影響からも考察している。結果からは心理的孤立化を防ぐための地域援助システムの必要性が述べられており、地域臨床実践に貢献する報告である。

　また、1970年から報告されてきた在宅高齢者や施設高齢者、認知症高齢者に新たな分析を加える報告も見られる。星野は、現在まで行われてきた数量的検討の限界を指摘し、質的な面から反応様式を再検討した。結果として高齢者は連想過程に問題があり、衰弱が見られるが、正常高齢者と認知症の高齢者では質的な差があると報告されている。また、従来は感情の平たん化など、情緒性に欠けると報告されてきた認知症の高齢者についても感情の働きが認められるとしている。在宅高齢者については、3群に分類し、それぞれ現実検討力と情緒機能の特徴から、

①　健常群（高い現実検討力・情緒的感受性、円滑な人間関係）

②　中間群（現実検討力あり、情緒的反応性の低下）

③　老化群（低い現実検討力・情緒的反応性、対人的関心の保持）

としている。

　1970 年代半ばから始まった下仲らの東京都総合老人研究所の研究報告も、1991 年の報告をもって、最終結果に至っている。次にこれらの15 年以上にわたる研究報告について述べる。

2.　東京都老人総合研究所による研究

　下仲らによる東京都老人総合研究所の報告は、1975 年の報告に始まる。一連の研究報告（1975a・1975b・1977・1983・1984・1989・1991a・1991b）は、主として精神老化がロールシャッハ・テストのどのスコアに現れるかを解明するものである。10 年以上にわたる縦断研究の結果（1975a・1975b・1984・1989・1991a）、加齢要因と認知症要因がロールシャッハスコアに及ぼす影響が整理され、1991 年に報告された。加齢の影響を受けるスコアとして、R, W%, F%, CR の 4 つを、認知症化の影響を受ける因子として Rej., d%, F%, F+%, F(-)%, SumC, P の 7 つが判明したとされている。また、F%については、加齢と認知症の両方の要因から影響を受けると報告され、F%と F+%については、加齢という要因が影響しても成人のそれとは変わらないと述べられている。また、高齢期の人格機能の特徴については、自我心理学の観点から、精神機能の老化により、大半の高齢者は受動的、非活動的な方向に向かう心理的離脱過程（Psychological disengagement）にあるとしている。正常高齢者は自我の心的エネルギーの弱小化によって、能動的支配性の段階から受動的支配性の段階に移行しつつあるが、現実への関わり維持への努力と、知性化による防衛規制をとることにより、人格老化に対処していると言う。一方、認知症の高齢者は受動的支配性の段階に位置してしまっていると結論づけられている（1977）。同様に 1983 年には、高齢期の人格特徴が、正常高齢者では円熟型の方向へ、また、認知症の高齢者は老化型の方向へと分かれると明確化され、正常群は慎重に反応を選択して基本的な能力を維持させている一方で、認知症群は頑固で紋切り型、活力に欠け、無為、無関心という人格像に陥ると報告されている。

　さらに縦断研究による、死とロールシャッハスコアの関係についての

調査では、把握様式が関係している可能性を指摘し（1978）、P反応が5年前より減少すること（1989）、ロールシャッハスコアとしては、P，FM，CRの減少と、F%，F(-)%，H%の増加を指摘している（1989・1991）。

　このように下仲らの研究は、大規模な縦断研究による調査結果から報告された多方面にわたる報告であり、我が国の高齢期研究を支える柱となっている。

3.　ロールシャッハスコアについての各研究結果

　次に日本におけるロールシャッハ研究で報告されてきた、各ロールシャッハスコアについて概観する。ロールシャッハスコアは指標が数多くあるが、ここで取り上げるのは、量的解釈を行う際に用いる、

1)　反応様式
2)　把握型
3)　決定因
4)　反応内容
5)　平凡反応
6)　形態水準

について概観する。

1)　反応様式

　ほとんどの研究者は反応数（R）の減少を挙げている。成人と比べて差がなかったと報告する研究は斉藤（1960）と荒井（1962）、村井（1983）の3報告のみである。これらの報告の共通点は、斉藤の報告が50代の対象者を含む点や、荒井、村井の報告がともに60歳代の有職者である点から、若い年代層の報告であり、他の報告とは背景が異なっていると理解できる。他の報告はほとんどの報告が15個前後の反応数を報告している（9.5 池田〜19 杉山）。また、反応拒否（Rej.）は指標として取り扱っていない報告もあるが、1.0前後の報告が多い（0.0 杉山〜3.0 小野）。また、報告によってはRej.とFail.を区別したものも見られ

るが、認知症の高齢者の報告に高い数値のものが多い。

　初発反応時間は成人に比べて遅くなる傾向が指摘されており（佐方 1982）、特に色彩カードで遅くなる傾向があると言われているが（杉山 1976）、認知症の場合は反応時間が早くなる傾向が報告されている（小野 1973）。また蔦（1975）らによれば、反応数は正常高齢者と認知症の高齢者では差がなかったと報告されているが、反応時間については、正常群の色彩カードに対する反応が遅れるのに対し、認知症群では遅れが見られないと述べられている。下仲（1978）の報告では、反応時間に正常群と認知症群の差は見られていない。

　反応数の減少と、正常群の初発反応の遅れ、色彩カードに対する遅れについてのいくつかの報告は一致を見るが、認知症群の初発反応時間と、色彩カードに対する遅れについては、一致を見ない。

2)　把握型

　アメリカの報告によると高齢期の把握型は W 傾向（全体反応傾向）が強まるとされているが、日本では D 傾向（部分反応傾向）の報告も多く見られる（金子 1956、斉藤 1960、佐藤・岡本 1966、平田 1969、桑原 1974、石井 1975、杉山 1976、星野 1995、池田 1996）。これらの結果の考察としては、民族差としてとらえる傾向や、高齢期の性差として、男性に強い W 傾向が現れるとする考察（平田 1969）がある。下仲らによる研究では、知能を維持している正常群には W 傾向があり、精神老化の進んだ認知症は D 傾向が強まるとし、さらに死を目前にした終末低下によって、D 優位になる可能性を指摘している。また、星野（1997）は、施設在住の高齢者と在宅の高齢者を比較したところ、在宅の高齢者の W 傾向を報告しているし、同じく佐方（1982）は老人総合センターに来所する在宅高齢者を対象群とし、曖昧な W 反応が増加するという従来の研究結果に対して、構成的な W 反応が多く与えられた結果を報告している。田形（1979）の報告では、判別分析の結果からは精神老化と D％の増大には強い関連性があると述べられている。

　別の観点からは、Dd％、d％の変化を報告する報告もある。金子

（1956）や荒井（1962）、村井（1983）の教職員群では、特に Dd％の数値が減少すると述べられ、桑原（1974）や池田（1996）、村井の在宅正常群では増加すると述べられている。S％についても同様に、荒井（1962）、下仲（1977・1984）では増加が報告されている一方で、佐藤・岡本（1966）、村井（1983）の報告では減少している。

　このように把握型は精神老化と何らかの関係性があるという点では諸研究の報告は一致しているものの、その具体的な傾向となると、まだ方向性は見いだされていない。

3）　決定因

　決定因の報告は、ほとんどの報告が F 反応の増加、運動反応の減少、色彩反応の激減について言及している。陰影反応に至ってはあまり報告されていない。各決定因ごとに見ていくと、形態反応の報告は 50 ～ 70％の間に多く、60％台のものが多い（25.04 星野在宅群 ～ 81.5 下仲認知症群）。F％は海外の報告でも増加する傾向にあると言われてきたが、極端な増加（70％以上）を示したものは下仲の認知症群（1975・1978・1984）と、星野（1995）の認知症群、池田（1996）の離島正常群であり、成人の Normal とされる 20 ～ 50％内であったのは、荒井（1962）、佐藤・岡本（1966）、田形（1979）、佐方（1982）、村井（1983）教職員群・在宅群、星野（1995・1997）後期正常群、在宅群という、有職群、在宅群であった。

　運動反応については、ほとんどの報告が M 反応、FM 反応の減少を報告し、FM 優位という点で一致している。しかしながら、あまり取り上げられてはいないが、詳しく見ていくと数々の論議があるのも事実である。

　人間運動反応はほとんどの報告が 1 ～ 2 の範囲内にあり、3 以上を示すものは村井（1983）の教職員群と、荒井（1962）の報告で、どちらも有職群である（0.3 池田 ～ 3.71 荒井）。また、1 未満を示すのは、下仲の下位群および認知症群（1975・1978・1984）と桑原（1974）、杉山の死亡群（1976）であった。興味深いのは、正常群の高齢者を前期高齢期と

後期高齢期に分けた場合、後期高齢期の M 反応が、いずれも高いという結果である（星野 1995、平田 1969）。また、再検査においても 2 回目の施行で増加したという報告がある（石井 1975）。さらに FM 反応については、1 〜 3 の間の報告が多いが、従来の研究の報告値に大きな幅が認められている（0.8 池田〜 5.44 星野）。

　これは Ames L.B.（1966）が 60 〜 70 歳の高齢者を 4 年後に再テストしたところ、M と FM は増加したという報告によく似ている。平田（1969）は色彩反応の激減に比べ、M 反応は比較的保持されると考えている。すなわち、「諸研究の結果より、（高齢期の）M（反応）は減少することは事実であり、M の著しい減少は老化のサインとなる」、しかし、「個人においては必ずしも年齢とともに減少するものではなく、個人差が著しいために一定した比率を示さないのであろう」と結論づけた。小野（1973）の認知症の報告でも、健常高齢者と認知症の高齢者では M、FM 反応について、著変はないとされている。小野はこの点について、比較した一般高齢者のデータの値が低すぎるとして、臨床医の立場からは、納得がいかないと述べている。さらに石井（1975）は、「運動反応では FM 優位だが、量的に維持され、質的にも M では二人の共同動作、・中度の伸張運動、穏和な親和的動作が多い」と質的にも内容の良いことについて言及している。

　下仲（1984）の報告でも M は一時は加齢要因として述べられているが、最終報告（1991）では加齢要因とも認知症要因とも報告されていないし、村本（1977）の事例報告では、反応数 11 のうち実に 5 つが M 反応である。しかし、杉山（1976）の縦断研究では死亡群の M 反応が 0 であったという点から、全面的な保持とも言えない。これらの報告から、運動反応は一概に減少するとは言えず、慎重な考察が必要であると思われる。

　運動反応に比べて、色彩反応の急激な減少については従来の報告は一致している。FC 反応の数値は（0.1 小野、星野〜 3.3 斉藤）認知症群の報告が低く、目立っているが、最も高い斉藤の報告にあっても 3.3 である。また、CF 反応の数値（0.1 小野〜 1.1 金子）はやはり認知症群の数

値が低く、最も多い報告で 1.1 である。このように、量的な報告では、色彩反応は少ないという点で諸家が一致している。しかし、M 反応と SumC の体験型は、内向型の報告が多いものの、外拡型（斉藤、桑原、村井教職群、下仲 1984 正常群、佐方、下仲 1975 上位群）の報告もかなり見られる。これは先に述べた M 反応の特異性と関係していると思われるので、体験型については M 反応の考察から関連して検討されることが望ましいと思われる。

　陰影反応については、Klopfer W.G.（1946）が Fc 反応は比較的多く認められたと報告しているものの、日本ではごくわずかしか認められないという点で諸研究の研究報告は一致している。そしてこのような理由で、ほとんど高齢期の陰影反応については考察されていないのが現状である。

4）　反応内容

　高齢期の反応内容は、A％の増加、CR の減少、という点で一致を見ている。A％では諸研究ではほとんどが成人の Normal 値（20 ～ 50％）の上限である 50％以上の数値を報告している（37.5 村井～ 77.5 池田）。50％以下の報告は、荒井、杉山、下仲正常群・中間群（1978）、村井教職員群のみであった。CR はほとんど 4 前後（2.7 池田～ 7.58 星野在宅正常群）の値を報告している。下仲（1991）は CR が加齢要因として影響していると結論づけているが、荒井・村井の教職員群という 60 歳代を中心とする報告や、下仲（1975）の上位群、星野（1997）の在宅群など、6 以上の高い値が認められる調査はやはり平均年齢が低い。

　また、H％については成人群の平均値（21.2％ カロ研究グループ）よりやや下回る 15 ～ 20 の報告が多い（12.2 下仲 1978 正常群～ 22.9 平田）。Ames L.B.（1954・1960）が、年齢とともに、H％は増加すると報告しているが、平田（1969）はこの増加を反応数が減少するために率としての H％が高くなると考察し、H 反応の保持と考えたほうが適切であるとしている。認知症群の報告をした小野（1973）も、「この考えは認知症群にも当てはまる」と述べているし、下仲（1991）らも死亡群の

精神老化を縦断検討する中で H ％の保持を指摘し、死亡するまで他人に対する興味と感受性は強く残されていると報告している。しかし、佐方（1982）のように、「常識的ではあるが、質的に高い全身像の H を知覚できている」としたうえで、保持されている説明にはならないとする考え方もあり、詳細な検討が必要であると思われた。

5）平凡反応

高齢期のこれまでの研究では、平凡反応は減少すると言われている（Ames L.B. 1974、下仲 1983・1984）。下仲は P 反応を精神老化指標として取り出し（1975・1978）、8 年間追跡調査をした結果、加齢に伴う変化は見られず、むしろ認知症によって減少することを見いだしている（1983・1984）。さらに、終末低下とも関係があり、死の 5 年前から低下することも報告された（1989）。一方で、先に見た H ％と同様に、数値では減少するが P ％では増加するという報告もある（金子 1956、村井 1983）。これまでの報告は、成人の標準 5.2 に対して、2.2（小野 SD 群）〜 7.0（村井教職員群）まで様々な数値が報告されている。村本（1977）の事例では他の指標については豊かな内面が報告されているが、P 反応は 2 つしかない。P 反応の増加は日常場面では紋切り型の反応を意味し、減少は常識的対応からのずれを意味するだけに、これらの報告をどう理解するかで高齢期の人格論が、かなり影響されると思われる。

6）形態水準

各スコアリングによって指標が異なるので、ここでは Klopfer B. によるクロッパー法に従い、F+％について概観する。従来の研究では、F+％は高齢期に減少すると言われてきた。しかし、下仲によると、F+％は認知症化によって影響を受ける（減少する）が、正常老化の場合は成人の値と変わらないと言う（1991）。「ロールシャッハ・テストにおける形態水準の良否が老年期の日常生活における適応行動にとって重要な指標になると考えられる」とその決定的重要性が述べられているが、この点については、池田（1996）らの離島正常群が他の指標では認

知症群とあまり変わらぬ数値でありながら、F＋％が83.7％と最も高い数値を報告していることを考えれば、理解しやすい。やはり、正常群に分類される対象者であることが納得される。他の報告はほとんど60〜70％の間にある（48 佐藤・岡本〜 83.7 池田）が、正常群で値は高く認知症群ではやはり低い。

　以上、これまでの日本におけるロールシャッハ・テストの研究報告を概観してきた。高齢期のロールシャッハ反応の研究結果は、ほぼ一致していると言われながらもこうして概観すると、再検討の必要があると思われる指標が多い。これらの研究報告に対する問題点と課題については次節で述べる。

4－5　先行研究の問題点

　アメリカで1940年代後半、日本では1950年代後半より始まったロールシャッハ・テストを使用した先行研究について述べた。ロールシャッハ・テストによる研究は、多くの調査結果を生み、それらの調査結果がほぼ同じような、高齢者の人格特性を報告してきたことは、先に述べた通りである。しかし、ここで、著者が疑問に感ずることは、各調査が、年代、性別、居住形態、知的能力の低下の程度など、様々な要因の影響を受けており、その要因の影響と調査結果を考慮せず、一概に高齢期の人格特性とは言えないのではないかという点である。平均寿命の延びた今日、高齢期は今までと違い、多様性を帯びてきた。先行研究を体系的に整理し、ロールシャッハ・テストを使用した研究が現在まで高齢期のどのような側面を明らかにしてきたのかを明らかにしておくことは意味あることと思われる。ここでは国内の研究報告について検討し、著者の5つの問題点について述べる。

　表4-3は、先行研究について、対象者の年齢区分および居住場所、職務の有無、正常群、認知症群の区別という4つの要因をもとに、著者が分類した結果である。年齢区分については、75歳をもって前期高

表4-3　ロールシャッハ・テストによる日本の高齢期研究

年齢区分	居住場所	有職無職	正常群　○は正常　▽は知能低下あり群　▼は認知症群とされている群		認知症群　◆は知能検査済み
前期	自宅	有職	村井（1983） 荒井（1962）	平田（1969） 星野（1997） 池田（1996）	
		無職	村井（1983） 桑原（1974） 田形（1979） ○佐方（1982）		
	施設	有職			
		無職	○下仲（1975b）　○下仲（1978） 桑原（1974）　杉山（1976） 下仲（1984） ▽星野（1995）　桑原（1974）		小野（1973）
後期	自宅	有職	村本（1977）	平田（1969）	
		無職			
	施設	有職			
		無職	▽下仲（1975b）　▽下仲（1978） ▼下仲（1978） ▽星野（1995）　星野（1997）		小野（1973） ◆星野（1995）
全般	自宅と施設の混合グループ・平均年齢不明		金子（1956） 斉藤（1960）　佐藤・岡本（1966） 石井（1975）　下仲（1984）		

齢期、後期高齢期とし、各調査の平均年齢によって分類した。平均年齢や居住場所が不明または混在する調査もいくつかあり、それらは欄外に分類せざるを得なかった。また有職者と無職者の混在する調査も認められた。認知症群については下仲（1975・1978）と小野（1973）、星野（1995）の調査に見られたが、後に述べる著者の問題意識により、下仲の対象群は正常群と位置づけた。また、各調査の施設は現代のような有料の高齢者施設とは異なり、福祉事務所の措置手続きを経たうえで入所

する特別養護老人ホームまたは養護老人ホームがほとんどである。よって、有職者の存在する可能性はなく、その意味で群としては存在しないと考えた。同様に、認知症群にも認知症の定義からすると有職者は存在し得ないので、群としてはないものと考えた（表の中では×となっている）。以上のような分類のもとに、先行研究の対象者は7つの群に分類されると考えられる。

　高齢期の人格特性に影響を与える要因としては、ほかに性別や知的機能の低下が考えられる。性別については、ほとんどの研究者が考慮しておらず、平田（1969）の調査のみに見られるため、作表においては省略した。さらに、知的機能の低下について、ロールシャッハ・テストと同時に対象者の知能検査を施行している研究者は少ないことが判明した。下仲（1975・1978）、佐方（1982）、星野（1995）の研究にしか見られない。よって、作表中ではそれぞれ記号化するのみにとどまった。また、身体疾患（斉藤 1960）や、特定地域の風土の影響（池田 1996）についても考察した研究があるが、両要因については今回の分類では除外した。このほか、経済状態や、教育歴などの要因も大きく影響すると思われるが、これらの要因を高齢期の人格特性と結びつけたロールシャッハ研究は今のところ皆無であるので、作表の項目からは削除した。

1.　先行研究の対象者の偏り

　高齢期のロールシャッハ研究はこれまで、一見して多くのデータが発表され、報告される人格特性もほぼ同じのように見えるが、この分類で見ると、実は非常に偏った対象者が、まるで高齢期を代表する人格であるかのように報告されていることが分かるのである。年齢区分で言えば前期高齢期、居住形態で言えば施設居住者、無職高齢者で知的機能の低下についてはあまり考慮されていない高齢者群である。先行研究の中で、従来の結果とは異なる報告、例えば佐方（1982）や村井（1983）、村本（1977）の報告は、有職や在宅という点で、明らかにこの群とは異なっている。また、近年では池田（1996）の風土や地域性から高齢期の人格特性を検討した報告に見られるように、従来とは異なる要因からの

検討も始まろうとしている。今後の研究は、現在起こりつつある高齢期の多様性を踏まえ、対象者が高齢期のどの群に所属するかをはっきりと位置づける必要があろう。

2.　高齢期の知的能力の軽視に関する問題

「1−2」で述べたように、高齢期研究の中でも知能の研究は早くから取り組まれた（Miles C.C. & Miles R.S. 1932）。しかし、その研究方法に問題があり（横断法）、近年になってようやく、縦断法、系列法による新たな高齢期の知的能力についての見解が得られるようになった（シャイエ 1965）。この見解では、高齢期にも知的機能は比較的維持されるとなっており、急激な知能低下のある場合は、身体疾患やうつ病など、何らかの問題が潜んでいる可能性があると指摘されている。これらの研究により、それまでは年のせいと放置されていた高齢期の知能低下が、現在では疾患や、精神的問題によることが認識されている。

このように、高齢期の知能低下は、何らかの異常性を示すサインとしても認識され始めている。ゆえに、高齢期の人格研究では非常に大切な要素を担っている。にもかかわらず、これまでの先行研究では、対象者の知的機能の把握があまりされていない。健常高齢者という認識のもと、日常生活に問題がなく、検査に耐えられれば、健康な高齢者として位置づけられているので、対象者となった高齢者に、どれほどの知能低下があったか、あるいはなかったかは定かではない。

この意味で、1975 年から継続して行われている東京都老人総合研究所の下仲らによる研究は、高齢期の知的機能の重要性を考慮した初めての研究と言える。知能低下のない群と、何らかの要因で知能低下の生じている群の比較検討は、精神の老化の指標として検討され、知的低下に伴う人格の変化を解明している（下仲 1975・1978）。しかし、1975 年の研究では、対象者 115 人のうち、長谷川式簡易知能評価スケールによる分類では、上位群、下位群はそれぞれ 18 名にすぎず、残りの大半（79名）は中間群となっている。これは、知的機能を高く維持した対象者がいかに少ないかを意味する。言い換えれば、ほとんどの高齢者は何らか

の原因で若干の知的低下が生じているということである。これは星野
（1995）が同様のスケールを用いて調査した結果、健常高齢者であるに
もかかわらず、知能検査の平均値がかなり低い（32.5 点満点の 21 〜 22
点）ことからも理解される。また、後期高齢期になると、この知的機能
を維持することはさらに難しくなる。下仲が分類した中間群、認知症群
の平均年齢が高くなっているのも、加齢による知的機能低下の現れと考
えられる。よって、年齢が比較的高い高齢者群で、かつ知的機能の低下
の見られない対象群はこれまでの報告にはないことが明らかとなった。

3.　「認知症」という言葉の取り扱いを巡る問題

　対象者の知的機能を把握する重要性については先に述べたが、これら
の先行研究の中で、頻繁に使用されている認知症という言葉の使用につ
いて、著者は非常に強い疑問を感じてきた。すなわち、認知症という言
葉の定義からすると、「一度獲得された知的能力が、何らかの器質的な
障害のために不可逆的に低下し、社会生活が困難になった状態」を認知
症状態というのである。しかし、下仲（1978・1984）の調査では「対象
者の中に認知症患者は含まれていない」という厳密な手続きが述べられ
ていながら、その分類は認知症群となっている。考えるに、おそらく、
この用語の使用は、広義の認知症解釈と、狭義の認知症の解釈という 2
つの認知症解釈が混在しているものと思われる。

　つまり、一度獲得された知的能力が、高齢期になり徐々に低下すると
いう高齢期の知能研究からすれば、少々の器質的変化が生じやすい高齢
期には誰もがこのような認知症化を体験しており、その意味で、知的能
力低下は誰にでも生じ得る。そして、このような知的能力の低下の大き
い群が認知症群と命名されていると考えられる。一方、認知症を定義通
りの「知能低下により社会生活が困難になる」ほどの知的低下と考えれ
ば、これはいわゆる高齢期の認知症、第 2 章に詳しく述べた疾病として
の認知症ということになる。従って、ここでは前者の認知症解釈を広義
認知症解釈、後者の解釈を狭義認知症解釈とする。以上のように考えれ
ば、下仲（1978・1984）の調査報告は、この広義認知症解釈を適用した

認知症群となり、健常高齢者のうち、何らかの要因により、知的機能が低下している群である。いわゆる認知症患者ではない。認知症の診断のある高齢者の研究は、小野（1973）が初めて着手したが、この研究は高齢期の人格研究ではなく、認知症の人格特性についての研究である。その後も高齢期の認知症患者を対象とした研究は星野（1995）に見られるのみである。認知症患者の人格特性についてはほとんどされていないと言ってよい。

4. 高齢期の定義に関する問題

　平均寿命の延びに従い、高齢期の調査と考えるには、疑問のある年齢範囲の調査結果が多い。例えば、60 歳以上という調査範囲で行われている研究がかなりある（金子 1956、荒井 1962、佐藤・岡本 1966、桑原 1974、石井 1975、杉山 1976、下仲・中里 1991、村井 1983）。また、小野（1973）の認知症患者の場合は、50 歳代の患者が含まれている。表に明らかなように、研究報告の大半は前期高齢期に集中しており、後期高齢期になると、研究報告はかなり減っている。

　例えば、居住場所について見ると、前期高齢期では施設と在宅がほぼ同じぐらいの調査報告があるが、後期高齢期では在宅の対象者は平田（1969）の報告があるのみで、ほとんどすべてが施設に居住する対象者となっている。在宅と施設の高齢者を比較しようとした星野（1997）の調査も、施設の対象者の平均年齢は後期高齢期に属し、前期高齢期に属する在宅の対象者の平均年齢はとはかなり開きがある。これらの背景には、在宅の高齢者を調査する難しさがある。現代でこそ高齢者の福祉センターなどができ、そこで在宅の高齢者の調査が比較的簡単に行われるようになった。しかし、その施設を利用する高齢者には前期高齢者が多く、従って、在宅の後期高齢者の調査がほとんどないということになる。

　さらに、有職の高齢者となると、前期では村井（1983）と荒井（1962）の報告がある。しかし、どちらも 60 歳代の対象者が多く、高齢期の有職者と見なせるかは疑問である。後期では村本（1977）の事例報

告があるだけで、数量的な報告は皆無である。平均寿命の延びた今日、
むしろ後期高齢期の研究報告こそがますます必要であると考えられる。

5. 高齢期人格の子ども返り論と円熟論についての問題

　先行研究の報告の中には、子どもの発達と比較検討されているものが
少なからずある。例えば、伊藤・杉村（1959）は辻（1955）らのデータ
を用いて比較検討し、把握型について類似性を見いだしているし、佐
藤・岡本（1966）は、高齢化により、反応は子どものそれに近くなると
述べている。

　こうした子どものロールシャッハ反応との比較は既に創始者の
Rorschach（1921）が行っている。彼は78歳の認知症の患者のプロト
コルについて、反応内容の固執（Perseveration）を指摘し、7〜8歳の
児童と似ていて「興味深い」と述べている。また、Ames L.B.（1954）
は、高齢者と子どものロールシャッハ反応を比較し、老化が進むにつ
れ、反応はますます幼児の反応に似てくると述べている。彼女の対象群
である正常群、初老群、老年群はそれぞれ正常成人の反応、2〜10歳
児の反応、2〜3歳児の反応と類似しているとしたうえで、色彩反応だ
けは大きく異なって、正常群で7歳、初老群で3歳、老年群で2歳レベ
ルにあると結論づけている。

　一方、1974年の Klopfer W.G. の講演記録では「円熟（Maturation）」
すなわち高齢期の人格特性は低下ではなく、円熟を示すというとらえ方
が述べられている。それまでの低下という側面だけをとらえていた研究
方向からの脱却としては著者はこの発言を非常に価値あるものととらえ
るが、その円熟の在り方について、具体的な指摘は述べられていない。
国内では、下仲（1983）が高齢期の人格研究において、ポジティブな報
告とネガティブな報告が混在する原因は、精神老化（認知症化）の取り
扱い方にあり、正常高齢者は人格の円熟に向かい、ポジティブデータと
なっているが、認知症の高齢者は精神老化が顕著でネガティブデータと
なっていると指摘した。さらに、高齢期の人格の円熟については、「い
わば負け戦と分かっていながら、戦線を縮小し、対戦するやり方であ

る」と比喩し、生産性を抑え、現実吟味力を維持する方向性を円熟の在り方と位置づけている。

　また桑原（1972a・1973b・1974）は、円熟という言葉は用いないが、イメージの保存という点から、高齢者のロールシャッハ反応を考察し、子どものイメージと高齢者のイメージには明らかに差異があり、この点から言っても高齢者の子ども返りはあり得ないと断言している。さらに田形（1979）は高齢者のロールシャッハ反応を児童・学生のそれと判別分析を行った結果、判別が可能であったうえ、高齢者の反応は暦年齢や長谷川式簡易知能評価スケールでは老化の度合いを明確に示すことが困難であったことを報告している。

　これらの結果は、
1)　高齢期の人格は幼児期の人格とよく似てくる。
2)　高齢期の人格は正常者のみ円熟する。
3)　高齢期の人格は高齢期独自の有り様を示し、子どものそれとは異なる。

という 3 つの見方に分かれ一致を見ない。1960 年代の初期の研究に 1)の子ども返り説が多く、1970 年以降では 2)や 3)の見方が有力となっているが、円熟の有り様や、幼児の人格特性との具体的な差異については述べられていない。この点についてさらに詳細な検討が必要であると考えられる。

　以上、先行研究について著者の 5 つの問題点について述べた。これらの問題点より、著者は今後の高齢期研究には、高齢期の定義についての再検討も含め、年齢、居住形態など、細かな分類で対象者を限定する必要性を感じた。さらに、高齢期の知能低下を重視し、対象者の知的能力を把握する必要性や認知症の解釈に見られる混乱を避けるための精神医学的な検査の必要性（最終的には医師の診断）、高齢期の人格特性については、単なる精神老化指標の作成にとどまらず、発達的見解を伴ったより具体的な高齢期の人格特性像を提出する必要性を感じた。

　第 2 部ではこのような問題点を踏まえ、著者の行った調査から、高齢

期の具体的な人格特性像を提出し、検討したい。

第5章　高齢期発達臨床心理学の課題と本書の目的

5−1　本書における高齢期の定義

　「4−5」の問題点と課題では、調査対象者の偏りと高齢期の定義についての問題点を指摘した。すなわち、前期高齢期の調査対象者が多く、また、その年齢が60歳代以上、中には50歳代の対象者を含んでいるという点である。

　高齢期の調査が日本で多く行われるようになった1960年代の平均寿命は1965年（昭和40年）、男性で67.74歳、女性は72.92歳である。先ほどから見てきた先行研究の多くが1960年代から1970年代ということを考えるとき、調査対象者が60歳以上をして高齢期と見なしたのも無理はないと考えられる。特に男性の場合を考えればなおさらである。

　小杉（1983）によれば戦前は50歳以上を「老人」と見なしたと言う。先に見た通り当時の平均寿命で見てみると、1947年（昭和22年）の平均年齢は男性で50.06歳、女性で53.96歳となっている。人生50年と言われていた時代にそれ以上の年月を生きた人たちは「老人」と言われた。そのような時代から、やがて60歳以上を「老人」と見なす時代となり、さらに近年平均寿命は大幅に延びた。1995年（平成7年）の日本の平均寿命は男性で76.36歳、女性で82.84歳である。30年前の1965年に比べると男性、女性ともに、ほぼ10年延びているし、人生50年と言われた頃の1947年生まれの人が50歳になったら、人生はまだあと30年あると言われる世の中になっていたということになる。この事実が、先行研究の対象者の年齢をして若いと感じさせた原因である。現代では50代をもっておそらく「老人」とは言わない。むしろ働き盛りである。私たちがかつては「老人」と見なした集団の年齢的位置づけは、

時代とともに変化している。

　では、現代の高齢者の位置づけはどうなっているのであろうか。福祉分野では、昭和38年に制定された老人福祉法第5条の4で、「老人」を65歳以上と定義している。医療の分野では1970年代に老人医療の制度が確立した。適用は当初65歳以上であった。さらに経済の分野においても、現在の公的年金制度を見れば明らかなように、やはり年金受給は65歳以上である。かつては60歳であった基準が現在では65歳まで引き上げられ、将来的にどうなるかは分からない。また、WHO（世界保健機構）においても「老人」は65歳以上と決められており、いわば世界規模での定義となっている。

　以上、いくつか現在の社会システムについて見てみたが、いずれも65歳が基準となっている。福祉分野や医療分野、また経済分野での65歳という基準が、最低保障として機能することを考えるとき、これらの65歳という年齢は社会保障論としての一基準にすぎず、今後の高齢社会の動向によっては70歳もしくは75歳に基準が引き上げられることは十分考えられる。

　さて、ここで心理学の立場から高齢期を考えてみたい。現在のところ何歳から心理学的な高齢期をさすかは定かな基準がない。守屋（1994）も「高齢期については心理学的に何歳から高齢期を示すとは言えず、ここでは世間の通念上から一応65歳頃からと定義しておく」とその著書の中で述べている。しかし、発達心理学的には、「老年期（Senescence）」について「生涯発達の諸段階の一つ。成壮年期に続く時期を総称したもの。便宜上生活年齢65歳以上を老年期とするのが一般的である」（『発達心理学辞典』）とある。心理的な発達段階として高齢期が位置づけられており、何歳から始まるかはともかく、人の心理的な発達の最終期として述べられている。著者も、心理学的立場から高齢期の論議をするとき、人生の最終段階の心理特性としてとらえられなければ、意味がないと感じている。従って、本書では高齢期を発達段階論の最終期としての高齢期として取り上げてみたい。

　先には先行研究の対象者の年齢の若さを取り上げたが、このように考

えると年齢は今と比較して若くとも、その時代時代によっての最終段階の心理特性を表していると考えられる。しかし、平均寿命の延び（例えばそれに伴う認知症患者の増加）や、社会情勢の多様化（例えば高齢者雇用の在り方や、有料高齢者施設）により、この最終段階の心理的特性を明らかにするには、以前のような年齢層を対象としていては明白な結果を導き出せない状況にあると著者は感じている。では、現代において人生の最終段階の心理特性、すなわち高齢期の心理特性を知るにはどのような状況を最終段階と定義づけるべきか？ということになる。著者が考えるに、人生の最終段階はやはり社会との関係に大きく由来していると考える。

　アメリカの精神分析学者エリクソン（1950）は、それまでの発達心理学が青年期で終わるとされていた時代にあって、全生涯的な心理的発達を初めて提唱した。彼の理論は心理社会的自我発達説と呼ばれることからも明らかなように、人間のパーソナリティーの発達において社会的・（個人の）歴史的な影響の大きさを重視したものである。別名ライフサイクル論とも呼ばれる発達段階説（Life-Stage 理論）であるが、人生を 8 つの段階に区分している。彼は成人期を 3 つにわけ、それぞれ成人前期、成人中期、成人後期とした。ここで成人後期がいわゆる高齢期となる。彼がこの理論を構築した 1950 年頃のアメリカの平均寿命はまだ 70 歳になってはいなかった（1955 年の時点で 70 歳）。具体的な年齢となると彼ははっきり述べていないが、エリクソン理論を発展させている Newman 夫妻（1975）によると 51 歳からとなっている。現代にこの理論を適用しようとする場合、段階そのものとしては変わらずとも、年齢区分になるとやはり修正せざるを得ない。とすれば、先ほどから述べてきたような社会と個人との関係を考えたとき、社会システムによって年金の受給や老人医療の適用など、いわゆる「高齢者扱い」が始まるということは心理的にかなり大きな影響を受けるのではないかと推察される。しかも、65 歳という社会基準は例えば誕生日や年度末というように、ある日突然適用範囲に組み込まれる類いのものである。心理的な高齢期の特性を考える場合、先に見てきたような福祉や医療、経済の制度

と同じとは考えられない。主体としての人間が自らの高齢を受け入れるという作業が必要になってくる。では、それはいったい何歳頃からであろうか。

小林（1983）らの行ったバウムテストによる生涯発達調査によれば、60歳代前半は自己の老性を受け入れるのにかなりの葛藤を覚える人が多く、60歳代後半に自然のなりゆきに身を任せる態度がかなり生まれ、70歳代になるとむしろ安定の兆しを見せる傾向すら見られると報告されている。このような調査からも明らかなように、60歳から70歳の10年間はむしろ移行のための葛藤が強く、かなり不安定な時期を通過すると考えられる。むしろ70歳を過ぎて落ち着くという事実からも察せられるように、最終段階としての心理特性はむしろこの時期を過ぎてから表面化してくるのではないかと考えられる。

ライフサイクル理論の成人後期を65歳以上と読み換えることは、平均寿命の延びた今日では通例に行われているが、本書では先のような観点に従い、65歳以上から70歳までの間を心理的には高齢期準備期とし、70歳以上を高齢期と定義することにする。また、この定義に従い、70歳以上を高齢期にある者とし、高齢者と呼ぶことにする。

5−2　高齢期発達臨床心理学の課題

先行研究に見られる問題点については「4−5」に述べた。これらの問題の中で、高齢期の定義と対象者の位置づけ（1、4）については前節で述べた通りである。さらに著者は特に高齢期の認知症の取り扱いの問題（2、3）、人格特性の子どもがえりと円熟の問題（5）についても、強い疑問を感じてきた。

まず、高齢期の認知症についてであるが、広義の認知症解釈と狭義の認知症解釈が混在していることは先に述べた。下仲らの研究では、「高齢期の精神老化＝知的低下＝認知症」という図式のもとで研究が進められている。すなわち、知的機能の低下した高齢者は精神医学的な診断が

ないままに、認知症群となり、精神の老化の著しいものという位置づけになる。

　確かに、認知症群に分類された対象者は認知症である可能性が高いが、厳密には認知症とは言えない。後に詳しく述べるが、柄澤ら（1984）の100歳高齢者の知的機能の調査では、100歳高齢者と認知症高齢者の知的機能の数値の間に有意差はないが、質的な違いが認められると報告されているし、高齢期の記憶、例えば物忘れについても生理的な変化で生じる物忘れと病的な老化で生じる物忘れは質的に全く異なると言われている。よって、極端な言い方をすれば、知能検査の数値は低下していても、認知症とは診断されない高齢者が存在し得るし、逆に知能検査の数値は高くとも、認知症の進行過程にある高齢者も存在する。このように考えれば、単に知能検査の数値が低いからと言って、認知症高齢者であるとは言えないし、その結果をもって認知症高齢者の人格特性とは言えないのではないかという疑問である。著者の立場では、知能低下が著しくとも、診断がない限り認知症高齢者とは考えない。知能検査でかなりな低得点を示している高齢者が、実は栄養不足であったり、風邪をこじらせた体調不良の状態であったりする。十分な栄養と静養で、知能検査の得点が跳ね上がることは臨床現場ではよくあることである。下仲らが縦断研究の中で報告している知能検査の得点が改善したものとは、このような状態にあった対象者たちではないかと推察される。認知症の場合、知的能力の改善はよほどのことがない限り認められない。よって、本書で言う認知症は、疾病としての認知症であり、正常の加齢変化ではなく、異常な病的プロセスの過程にあると位置づけることにする。このように考えると高齢期の知能低下を考慮した人格研究は、加齢要因のみの知的低下を示す正常高齢者の人格研究とさらに病的要因による認知症の高齢者の人格研究という2つの分野からなることが明らかとなる。

　次に、高齢期の人格の子ども返りと円熟という問題についてである。従来のような、「精神老化＝知的低下＝認知症化」という図式によると、生理的老化によって生じた知的低下が著しくなると病的老化になるとい

うことになる。下仲らの一連の研究（1975・1977・1978・1983・1984・1991）の場合は、認知症の対象者は含まれていないとしながらも、大きな知能低下を示した認知症群は人格変化が著しく、臨床現場で出会う認知症の高齢者のありように近いと述べられている。これは、生理的老化による知能低下が著しい場合は認知症であるという立場に基づくものである。このような考え方で高齢期の人格を考えた場合、どうしても低下という側面が強調される。そしてそれゆえに従来の研究では人格の子ども返りが指摘されてきた。一方で、従来は低下にばかりとらわれ、保持されるものが明確にされてこなかった感がある。この保持されるものが、半ば代償的に、知的機能が維持されている高齢者の人格は円熟するという見解となって現れてきたように著者には思われるのである。しかし、下仲（1983）が述べるような、「正常老化＝円熟、認知症化＝精神老化」という図式は、あまりにも一側面的すぎるのではなかろうか。

　著者は、高齢期の人格特性を生理的老化要因と病的要因という2つの分野に分けて考えるが、さらに、どちらの分野に属する高齢者にも機能低下が生じており、また、保持される機能もあると考える。この2つの側面は、同時進行の過程であり、全面的に低下、あるいは保持の一途をたどるとは考えられない。2つの側面が相まって、高齢期の人格を呈していると考えられる。そしてこのような機能低下の部分と保持される部分の2つの側面が相まってこそ、高齢期の人格に何らかの特性が生じるのではないかと考えている。よって、「正常高齢者＝円熟＝ポジティブ、認知症の高齢者＝老化＝ネガティブ」という考え方ではなく、すべての高齢者は低下と保持の2側面を同時にたどり、そのありようはそれぞれによって異なるが、広い意味では人間の円熟と見てよいのではないかという考え方である。たとえ、認知症を患ったとしてもである。

　高齢者の活動が表しているものは失われたものではなく、まだ残っているものであることを考えるとき、私たちの中に残るものは何かという新たな問いが湧き起こってきた。そのような思いに至ったとき、低下するものと保持されるものとの新たな関係が高齢期の人格として創造されており、いわば相補的な関係を保ちながら、低下の部分を補償する何ら

かの在り方を保っていると考えられはしないかという疑問である。これが高齢期の人格特性となって現れるとは、考えられまいか。そして、生理的老化要因の影響を受ける正常高齢者と、さらに病的要因の影響を受ける認知症の高齢者ではおそらくこの在り方が異なるのではないかと考えられる。人格機能の代償性という点については桑原が「老人の精神機能の特質は変化をどのように代償するかにある」と述べている。また、下仲（1983）も、「人格の円熟への様式は、加齢（正常老化）とともに低下する諸側面をうまく補ってほどよく調和した人格像を作り上げているところにあると思われる」と、低下の側面を補うメカニズムの働きについて触れているが、正常高齢者に限ってのことである。具体的なものは提示されていない。

5−3　本書の目的

　この節では、本書の目的について述べる。前節の問題では、高齢期の人格特性研究には生理的老化要因の影響を受ける健常高齢者と、病的要因の影響を受ける認知症高齢者の2つの分野があり、それぞれが人格機能の低下と保持を経験している可能性について述べた。さらに、この2つの側面が相補的に働き、高齢期の人格特性を創造しているが、先に挙げた2つの分野ではその在り方が異なるのではないかという疑問点について触れた。本節ではこれらの問題点を踏まえ、4つの課題を提示し、その実証的検証をもって本書の目的とすることを述べる。

課題1：健常高齢者と認知症の高齢者のロールシャッハ反応の特徴の提示
　従来の高齢期のロールシャッハ研究では、知的機能の低下という側面があまり重視されていなかった。よって、知的機能の高く保たれた、しかも後期高齢期に属する対象者は今までの報告と異なった特徴を示すことが考えられる。
　また、認知症の高齢者の反応も同様に、知能低下の大きい群としては

報告されていても、病理群としての特徴はあまり報告されていない。認知症の概念が曖昧であった従来の報告とは異なる特性を見いだせるのではないかと考えられる。

課題２：健常高齢者と認知症高齢者の機能低下と保持の相違の明確化

　先にも述べたように、高齢期には誰もが機能低下を経験している。しかし、一方では比較的保持される機能もあると思われる。従来はこの保持されるという側面から高齢期の特性を考えることが少なかった。本書においては今まで論じられてきた低下の側面を改めてとらえ直すとともに、保持という観点を導入し、健常高齢者と認知症高齢者について、それぞれ低下と保持の側面を明らかにしたいと考える。

課題３：高齢期の子ども返り説の再検討

　高齢期の人格特性として、子ども返りを報告する研究がいくつかある。確かに一つの機能を見た場合、子どもの発達段階に見られた数値まで低下する機能もあるとは思われるが、その低下をもって子ども返りとは確定できないのではないか。人格特性を全体的な統合体として考えた場合、全体のありようは、子どもの発達段階のありようと同じになるということなど考えられない。本書では、高齢期の人格特性は子どもの人格特性への逆行ではないという仮説のもとに、発達的再検討を行うこととする。

課題４：ロールシャッハ・テストに現れる高齢期の人格特性の提示

　問題の説でも述べたが、高齢期の人格特性は、低下する側面と保持される面が相まって一つの人格特性を形作ると思われる。その際、低下する側面を補う形で保持される側面が機能するとは考えられまいか。ユング派には、互いに相補う、相補性という概念がある。また、代償機能という形での関連の仕方や、適応という見方からは防衛とも呼べるような、何らかの働きがこの時期に現れ、そのことが高齢期の人格特性となるのではないかという大きな仮説を著者は考えた。そのように考えた場

合、おそらく正常老化を示す健常高齢者と、病的過程を示す認知症の高齢者では相補的な在り方や、代償機能、防衛のありようが異なると考えられる。そして、ありようは異なるが、それぞれの人格の円熟を示すとは考えられまいか。1 から 3 の課題に見られるような検討を経た後、それらの特徴を統合するべく、円熟論としての高齢期の人格特性を自我機能モデルを用いて提示したいと考える。

　以上の課題を実証的に検討するため、著者は高齢者に対していくつかの調査を行った。調査方法や調査の手続きについては次の第 2 部に述べる。

第 2 部

調 査 研 究

第6章　調査の概要と方法

6-1　対象者と方法

1. 対象者

　本研究における全調査対象者は70歳以上の高齢者79名、2歳から6歳の幼児23名、総計102名である。70歳以上の高齢者の内訳は、健常高齢者（以下、健常群とする）26名、認知症の診断のある高齢者（以下、認知症群とする）53名である。

　健常群の対象者26名（75歳2カ月〜96歳8カ月、平均年齢84歳、SD 5.6）は、特別養護老人ホームに居住しているが、知的低下、問題行動ともになく、ホームの職員の目から見ても、「しっかりしている人」たちである。入所理由は下肢の運動障害や、手術後の一時的衰弱などであり、今は元気に生活している。日常生活では介助の必要なく、施設内の催し物に積極的に参加したり、趣味の会を楽しみにしながら過ごしている。

　認知症群は認知症に関する問題のために、O市内K付属病院精神神経科を受診した53名（70歳11カ月〜93歳5カ月、平均年齢80歳、SD 5.2）である。精神医学的臨床検査や、臨床像、経過によって既に精神神経科医から認知症の診断が下されている。認知症程度は軽度〜中度である。比較的軽度の者は、附属病院に隣接する養護老人ホームおよび特別養護老人ホームで介護を必要としながらも、集団生活を送っている。また集団生活が不能の者は、附属病院で入院治療を受けている。これらの認知症患者は、アルツハイマー型認知症28名、脳血管性認知症25名である。それ以外の仮性認知症や脳腫瘍、代謝性疾患による認知症患者は含まれていない。

　幼児の対象者23名のうち、21名はO市内の幼児生活団に通園する幼

児、残る2名は在宅幼児である。対象児の年齢構成は2歳児2名、3歳児2名、4歳児9名、5歳児6名、6歳児4名となっている。2歳児の1名はすべてのカードを拒否ししたため、量的な分析には含まれていない。

2.　調査方法

　高齢者に対しては、全対象者に個別法で知能検査とロールシャッハ・テストを施行した。面接は、ラポール（信頼関係）を目的とした導入部で現在の状態や病気の経過を話し合い、次の知能検査、ロールシャッハ・テストの施行という手順で進められた。1人当りの所要時間は1時間から1時間半である。長時間の施行のため、一部の認知症の高齢者に疲労が見られ、日を改めて、ロールシャッハ・テストを施行することもあった。

　知能検査は長谷川式簡易知能評価スケールと、阪大式のN式精神機能検査の2つを施行し、認知症による知的低下の程度を測定した。これらの検査項目については、後に詳しく述べる。

　知能検査、ロールシャッハ・テストとも試行を全面的に拒否した者はなく、受け入れは良好であった。また、教示を特に変える必要もなく、全員了解が可能であった。ただ知能検査の結果から、自由反応段階で行った反応を質疑段階で忘れることが予想されたので、認知症群に対してのみ、カードごとに質疑を併せて行った。さらに認知症群では質疑の段階で自発的な説明が全くなく、検査者が「～と思われたのはなぜですか」と質問しても「分からない」と答える反応がしばしば見られた。それらの反応は除外せざるを得なかった。

　幼児に対してはほとんどの場合、母親の同伴のもと、個別法でロールシャッハ・テストを行った。施行法は小沢（1970）の子どものためのロールシャッハ技法に従い、質疑はカードごとに行った。幼児群については発達検査および知能検査は施行できなかったが、著者が特に発達の遅れを感じる対象者はなく、また、園の関係者や母親からの情報としても特に問題にされることはなかった。

3．知能検査

　長谷川式簡易知能評価スケールと、Ｎ式精神機能検査を使用した。検査の内容は第2章に既に述べた通りである。

6−2　ロールシャッハ・テストの施行法

　ロールシャッハ・テストは10枚のインクブロットから成っている。この10枚のインクブロットを1枚ずつ被検者に見せ、その反応を通して、個人の人格を査定する。施行には個別法と集団法があるが、ここでは個別法による施行法を簡単に説明する。また、ロールシャッハ・テストには多くの体系があり、大筋の施行法は同じであるが、厳密に言えば教示など、体系によって少しずつ望ましい施行法は異なっている。ここではクロッパー法による方法を基本として述べることにする。注)

　テストを始めるにあたり、検査者はロールシャッハ・テストの図版とストップウオッチ、記入用紙、筆記用具を準備する。施行は明るく静かな個室が望ましく、また、検査者と被検者の間にはある程度のラポールのあるほうがよい。ロールシャッハ・テストは、インクブロットを見て思い付いたものを自由に表現してもらうという手続きをもって人格を査定するため、なるべく被検者にリラックスした状態で表現してもらうほうが検査を有効に活用できるからである。検査者と被検者の座る位置も同様である。両者がリラックスできる配置ならばどのような配置でもよい。クロッパー法では、検査者も図版が見えるように、被検者と並び、少し斜め後ろに座るのがよいとされている。そして検査者は図版を裏向きにしたまま、「これらのカードには、いろいろのものが見えます。それで、何が見えるか、何のようか、何に思えるか、言ってください」と

注)　ロールシャッハ・テストは精神科をはじめとする臨床現場で心理アセスメント上重要な役割を担っている心理検査である。そのためロールシャッハ・テスト図版の取り扱いについては日本ロールシャッハ学会をはじめ、倫理綱領等で定められている。図版を公開することにより検査結果に影響を及ぼすことがないよう、今回の出版に際しては図版の提示は控えている。

教示を与え、番号順に1枚ずつ正位置のまま、被検者に図版を手渡して
いく。導入の手続きは以上である。大抵の場合、検査はこの教示で進み
始めるが、被検者によっては質問をしたり、確認をしたりする。この場
合は、できる限りの範囲内で質問に答え、被検者の不安を軽減する必要
がある。また、一方では正答はなく、何に見えても構わないことを説明
し、「お好きなように見てください」と繰り返し検査者に返していくこ
とが重要とされている。

　検査者は被検者にカードを手渡した後、すぐに記録を取り始める。所
定の用紙に記録すべきことは、被検者がカードを見てから、最初の反
応を述べるまでの時間（初発反応時間）、各反応を述べるまでの時間、
カードの向き、各反応（できれば逐語的に）、カードを見ている被検者
の特徴（動作や表情）、1枚のカードを見終わるまでの時間、である。
各カードごとにこの作業を繰り返し、10枚のカードを終了する。ここ
までの手続きがロールシャッハ・テストの第1段階で、自由反応段階
（Performance proper）と呼ばれる。この段階では、カードに対する
被検者の反応にできるだけ干渉せず、検査者は記録者として行動する。
ロールシャッハ・テストの全過程を終了するためには、この1段階が終
了した後、さらに3つの段階を経ることになっている。

　第2段階からは質問の段階となり、被検者がどうしてその反応に到達
したかを明らかにする段階となる。第2段階は質疑（Inquiry）の段階
で、検査者が被検者の反応を記号化するために、図版のどの部分に、ど
んな特徴から、どんな反応を思い付いたのかを明確化する作業である。
検査者は「今、カードを全部ご覧になって答えをされましたが、あなた
が見られたように私も見ているかどうか確かめてみたいので、あなたの
答えを一緒に見返してみましょう」と、被検者と共に、最初から反応を
追って行く。「どんなふうに見えているのか教えてください」と、与え
られた反応がどこに見えているか、何から思い付いたのかを明確にして
いく。ロールシャッハ・テストの性質については後に述べるが、このテ
ストでは、何を思い付いたかよりもいかにして思い付いたかが決定的に
重要になるので、時には「このカードのどういう点が、あなたに他のも

のではなく、特にそのものを見させることになったのでしょう」と、再度質問をする必要も生じてくる。この段階で、記号化する必要のあるものは、図版のどの部分に見ているか（反応領域）、どんな特徴から思い付いたか（決定因）、内容は何か（反応内容）である。このとき、記録用紙には、検査者の質問と被検者の返答を記入するほか、領域図に被検者が見た内容が分かるように、形態等を書き込む作業が必要である。

　第3段階は、類推またはフォローアップの段階（Analogy Period）である。この段階は被検者の反応を記号化するにあたり、今ひとつ十分な情報が得られていない部分を埋める作業である。通常、他の反応で使用された図版の特徴に言及し、問題となる反応にその特徴が使用されているかいないかを尋ねるという方法で行われる。例えば、「先ほどの反応では、色彩が助けとなっていますが、この場合はどうですか？」というようにである。しかし、検査者が尋ね過ぎることによって、最初に見られた反応から異なっていくこともあるので、この段階はかなり慎重に行う必要がある。また、第2段階の質疑が十分に行われている場合は、この段階は行う必要はない。

　最後の段階は限界検査（Testing-The-Limits）と呼ばれる。これは、それまでの検査手続きとは大きく異なり、検査者がかなり指示的に被検者に質問していく。つまり、第1段階から第3段階までの過程で、被検者の反応に欠けていると思われる部分を見つけ出し、検査者の指示によって、図版に明確に見られている特徴が認められるか否か、もしも認められないならば、どんな点がおかしいかを確認していく作業である。すなわち、図版の部分だけを用いることができるか、図版の色彩や、陰影という特徴を反応に組み込むことができるか、ほとんどの人が明らかに認める反応を受け入れることができるか、などである。この段階を経ることによって、被検者の反応傾向をより強く確認することができるとともに、日常生活の中で他者と共通するものの見方がどの程度できるかなど、検査者にとっては貴重な判断材料となる。

　以上の4つの段階で、ロールシャッハ・テストは終了する。検査時間にして、1時間から1時間30分は見ておく必要がある。時として、2時

間以上を必要とする被検者もいるが、その場合、反応数が多いことは必ずしも良い結果につながらないことを途中で伝えるほうがよいと言われている。各図版ともに、最初の3つの反応、あるいは反応が多いときは最初の半分の反応で、査定に必要とされる情報はほとんど得られるとされているからである。

　この4段階のうち1段階と2段階は必ず施行されるが、3段階と4段階は省略される場合が多い。3段階は被検者の反応特徴をより綿密なものにするために行われるものであり、第2段階で明らかになった場合は行わない。さらに、第4段階は例えば再検査を施行する見通しのある場合は、後のテストへの影響を考えて、行われない場合が多い。[注]

6-3　ロールシャッハ・テストのスコアリング（クロッパー法）

　前節に述べたように、ロールシャッハ・テストは現在まで様々なスコアリング体系が確立されているが、クロッパー法は、Rorschach が提唱したスコアリング体系から、Klopfer B. によって、改良されたスコアリング体系である。特に、運動反応と陰影反応の記号化に独創性があり、Rorschach のスコアリングに忠実だった Beck S.J. の Beck 法に比べて、相当改良された体系であるが、日本ではこの体系を踏まえて片口法や阪大法などの体系が発展してきた。4つの段階を経て終了されたロールシャッハ・テストの反応（以下、プロトコルと呼ぶ）は、すべて記号に変換される。この作業（スコアリング）の項目数は相当に多い。大きく分けて5つのカテゴリーに分類される。

　1.　その概念がインクブロット（以下、ブロットと呼ぶ）のどこに見
　　　られたか（反応領域）

注）各研究者によって、望ましいとされる位置関係等実施法は若干は異なっている。Beck は被検者の斜め後ろとなっているが、Rapaport や片口は対面法を、Exner は被検者の横に並んで座る方法をとっている。なお、Exner によると、Rorschach も横に並ぶ方法をとっていたということである。また教示についても Rorschach は単に「これは何に見えるでしょうか?」と尋ねて、1枚ずつ手渡す方法をとっていた。

　2.　ブロットのどんな質が反応を決めるために使用されたか（決定
　　因）
　3.　反応の内容（反応内容）
　4.　その反応がどの程度の頻度で見られるものか（平凡性 – 独創性）
　5.　反応の形が正確か（形態水準）
の主要 5 つのカテゴリーのほか、反応時間、反応数がスコアリングさ
れる。

1.　反応領域

　1)　全体反応：W
　2)　通常大部分反応：D
　3)　通常小部分反応：d
　4)　異常部分反応：Dd
　5)　間隙反応：S

　概念がブロットのどこに見られたかを見る反応領域は 5 つの上位分類
があり、全体反応には 3 つの下位分類が、異常部分反応には 4 つの下位
分類があるので、記号の数は合計で 10 あることになる。また、通常大
部分反応、通常小部分反応にはそれぞれに領域番号があるが、ここでは
省略する。

1)　全体反応（記号：W，W，DW）

①　全体反応（W）：ブロット全体を反応に用いた場合に記号化される。
②　切断全体反応（W）：被検者がブロットのほとんど全体（少なく
　　とも 3 分の 2 以上）を用いながらも、概念に当てはまらない部分を
　　省略したり無視する場合。記号化する場合には、被検者が切断する
　　部分を自発的に述べなければ記号化できない。しかし、赤色部分を
　　含む II・III カードについては、この記号化に際して必ずしも自発
　　的に述べられなくても良いとされる。
③　作話的全体反応（DW）：ブロットの一部から思い付いたことを
　　強引に全体に当てはめてしまい、全体の不調和や、矛盾を被検者が

　意識していない場合（Ex. この部分が蛇だから全体が蛇）

2）　通常大部分反応（記号：D）

　通常大部分反応（D）は、ブロットの特徴から容易に他の部分と区別される、比較的大きな部分への反応である。Klopfer B. によって各カードごとに、領域番号が指定されている。

3）　通常小部分反応（記号：d）

　通常小部分反応（d）も同じように、ブロットの特徴から容易に他の部分と区別される、比較的小さな部分への反応である。通常大部分反応と同じように被検者には反応されやすく、各カードごとに、領域番号が指定されている。

4）　異常部分反応（記号：Dd［dd，de，di，dr］）

　被検者がブロットの一部だけを使用しながら、通常大部分反応でも通常小部分反応でもない反応。記号 Dd は総称の記号で、実際はその性質により、次の 4 つに分類される。

① 　微小部分反応（dd）：d のように、ブロットの他の部分から容易に区別されるが、通常小部分反応ほど多く見られないもの。通常小部分反応よりも小さい領域であることが多い。

② 　外縁部分反応（de）：ブロットの外郭だけを用いた場所づけ。反応領域となっているのは、ブロットの縁の輪郭のみであることを確かめる必要がある。

③ 　内部部分反応（di）：ブロットの内部の濃淡のある箇所だけが全く外郭を含まないで取り出され、かつ、その濃淡が領域を区分するに足るほど明確でない場合。

④ 　稀少部分反応（dr）：全体反応でも通常部分反応でもなく、上記の異常部分反応以外の領域に反応が与えられている場合。領域の大きさの大小は関係なし。

5)　間隙反応（記号：S）

ブロットの図と地が反転し、間隙の白色部が反応の概念となっている
場合。

2.　反応決定因

1)　形態反応：F
2)　運動反応：M，FM，m
3)　濃淡反応：c，K，k
4)　色彩反応：C，C'

ブロットのどんな質が反応を決めるために使用されたかを見る決定因
は、形態、運動、濃淡、色彩の 4 つのカテゴリーに分かれている。この
スコアリングはロールシャッハ・テストの中で最も重要であり、そのた
めに、スコアリングの 5 つのカテゴリーのうち、最も複雑である。運動
反応には 3 つの下位分類が（M, FM, m）、濃淡反応には 3 つ（c, K, k）、
さらに色彩反応には 2 つ（C，C'）の下位分類がある。形態反応（F）
には下位分類はないが、他のスコアと連動して様々な記号を形成する。
よって 4 つのカテゴリーは 9 つの系統に分かれ、21 個のスコアを数え
る。また、色彩反応の C 系統には 5 つの変形スコアがあるため、これ
らも組み合わせると、実に 30 個の記号となる。

被検者によって反応が与えられる場合、時として、その反応に 2 個以
上の決定因が役立っていることがある。この場合は、

① 　被検者が最も強調した決定因の優先
② 　自由反応段階で現れた決定因の優先
③ 　人間運動反応（M）、色彩反応（FC）、分化した材質反応（Fc）
　　の順による優先

の法則に従って、主反応の決定因を判断する。

1)　形態反応（記号：F）

ブロットの形態や輪郭だけが反応を決定し、他の決定因がないときに
形態反応が記号化される。また、形が漠然とした不定形の場合や、抽象

的なときも形態反応とスコアされる。

2）　運動反応（記号：M, FM, m）
　被検者がブロットに、何かの動作や運動、姿勢、表情、生命感を見た場合に、運動反応とする。本来動きのないはずのブロットにある種の運動感覚を投影したもので、運動感覚の投影された主体によって以下の3つの系統に分けられる。

①　人間運動反応（M）：運動の主体が人間であるもの。また、いかなる主体であっても、人間的な動作や姿勢、表情が投影されたもの。それらは人間像全体、部分、描画、彫刻、動物のいずれでも良い。形態の因子 F は M の中に含まれているので、スコアはされない。

②　動物運動反応（FM）：運動の主体が動物のもの。動物の部分や漫画、絵画や飾り物であったとしても、動物的な運動の場合は FM と記号する。また、動物が訓練されて人間的な動作を行っている場合。M と同様に形態の因子 F は FM の中に含まれている[注]。

③　無生物運動（m）：運動の主体が、無生物のもの。物体や、抽象的な力など。運動の主体となるものの形態知覚の分化程度によって、次の3つの記号に分かれる。

1.　Fm：運動の主体が定形（形態がはっきりと決まっている）のもの（Ex. 独楽）。
2.　mF：運動の主体が不定形、あるいは半定形（形態がはっきりとは定まっていない）もの（Ex. 炎）。
3.　m：運動の主体に形がないもの（Ex. 重力、抽象的な力）。

3）　濃淡反応（記号：c, K, k）
　被検者がブロットの微妙な濃淡を用いて反応した場合に記号化され

注）動物運動反応 FM は、動物という概念に既に形態の因子 F を含んでおり、後に述べる形態と他の特質（例えば色彩など）との結合反応として表される記号（例えば FC など）とは性質が異なっている。記号 M と、FM に関しては m のような形態の確定度の原則とは別個に扱うことになっている。

る。反応の質により、次の３つの系統のスコアリングがある。

①　表面、または材質反応（c）：濃淡が、表面または材質の効果とし
て反応されている場合。反応の形態知覚の分化程度によって、次の
３つの記号に分かれる。

　1.　Fc：反応が定形であるか、あるいは、対象が不定形の場合でも
非常に分化した表面組織および材質が述べられている場合（Ex.
熊の毛皮、ビロードの光沢）。

　2.　cF：反応が不定形で、表面効果もあまり分化されていない場合
（Ex. 岩）。

　3.　c：反応に形態がなく、機械的に数枚のブロットに未分化なま
ま濃淡が使用されている場合（Ex. 5 枚の図版に対して表面組織
の特徴から皮と答える）。

②　通景・奥行き・拡散反応（K）：濃淡が通景や奥行き、拡散など、
３次元の空間を現すものとして反応されている場合。反応の形態知
覚の分化程度によって、次の３つの記号に分かれる。

　1.　FK：濃淡が通景、奥行きの感じを与えている反応。2 個以上の
ものの間の距離が示唆された場合。不定形であっても、濃淡が立
体感を与えている場合（Ex. 景色、水の反映）。

　2.　KF：濃淡が拡散の感じを与えている不定形の反応の場合。こ
の場合の拡散の基準は、「ナイフを突き刺して、それを分割する
ことなしにナイフを動かすことのできるもの、つまり、ナイフで
切っても切れないもの」を言う（Ex. 舞い上がる煙）。

　3.　K：反応に形態がなく、奥行きだけを持った拡散反応（Ex. 雲、
霧、もや）。

③　二次元平面に投影された三次元平面（k）：空間の広がり（三次
元）が平面に投影された場合（Ex. 地勢図、エックス線写真）。反
応の形態知覚の分化程度によって、次の３つの記号に分かれる。

　1.　Fk：投影された平面の形態が定形である場合（Ex. 肺のレント
ゲン写真、フロリダ半島の地勢図）。

　2.　kF：投影された平面の形態が不定形であるもの（Ex. 骨のレン

トゲン写真、どこかの地勢図）。

3.　k：投影された平面に形態がないもの（Ex. この辺の感じからレントゲン写真）。

4）　色彩反応（記号：C, C'）

被検者がブロットの色彩を使用した反応。赤、黄、青、緑などの色彩反応（C）と、白、黒、灰色などの無色彩反応（C'）の2つの系統がある。また、反応の形態知覚の分化程度による原則に従い、それぞれ3つの記号に分かれる他、色彩反応（C）系統については、さらに5種類の特殊スコアがある。

①　色彩反応（C）：被検者がブロットの色彩のうち赤、黄、青、緑などの色を用いた場合。

1-a.　形態色彩反応（FC）：色彩と定形の形態とが結合された反応。色彩は自然色である必要があり、被検者がその色彩を「使用」していなければならない（Ex. 黄色いグラジオラスの花）。

1-b.　強制的形態色彩反応（F↔C）：色彩と定形の形態とが結合された反応であるが、その色彩は自然色ではなく、こじつけられた反応（Ex. ペンキで塗られた赤い鼠）。

1-c.　任意的形態色彩反応（F／C）：被検者が定形の対象の細かな区分を示すために、色彩を使う場合。本来の色彩ではなくどのような色でも良い（Ex. 色分けされた日本地図）。

1-d.　象徴的形態色彩反応（FCsym）：定形の対象に対し、色彩が象徴的に使われた場合（Ex. 赤いハートマークは平和を象徴しています）。

2-a.　色彩形態反応（CF）：色彩と、不定形の形態とが結合した反応。色彩は自然色であり、被検者がその色彩を「使用」していなければならない（Ex. 赤い花、緑の葉っぱ）。

2-b.　強制的色彩形態反応（C↔F）：色彩と不定形の形態とが結合された反応であるが、その色彩は自然色ではなく、こじつ

けられた色彩である反応（Ex. 桃色の岩）。

2-c. 任意的色彩形態反応（C／F）：被検者が不定形の対象の細か
な区分を示すために、色彩を使う場合。本来の色彩ではなく、
どのような色でも良い（Ex. 色分けされたどこかの地図）。

2-d. 象徴的色彩形態反応（CFsym）：不定形の対象に対し、色彩
が象徴的に使われた場合（Ex. 赤い炎は敵意を象徴していま
す）。

3-a. 未熟色彩反応（C）：事物の自然の色彩が、機械的に用いら
れ、形が全くなく、ブロットの他の反応と関連がないときの
反応（Ex. 赤いから血、青いから空）。

3-b. 色彩名反応（Cn）：ブロットにある色の色彩名を反応として
与える場合（Ex. 赤い色、青い色、緑色）。

3-c. 色彩記述反応（Cdes）：ブロットにある色彩を反応として記
述する場合（Ex. パステル調の色合いです）。

3-d. 色彩象徴反応（Csym）：形態を全く無視し、色彩が抽象
的な概念を示している場合（Ex. 色彩が楽しさを表現してい
る）。

② 無色彩反応（C'）：被検者がブロットの色彩のうち白・黒・灰色
を色として用いた場合。

1. FC'：定形の対象が白黒、灰色の色を使って反応された場合
（Ex. 黒いからコウモリ）。

2. C'F：不定形の対象が、白黒、灰色の色を使って反応された場
合（Ex. 灰色の雨雲）。

3. C'：対象が形態を持たず、白黒、灰色の特徴のみで反応されて
いる場合（Ex. 夜）。

3．反応内容

被検者がブロットに与えた反応の内容は人間、動物、植物、物体な
ど、大まかに分類されて記号化される。種類が多いので、ここでは省略
する。

4. 平凡性－独創性

　被検者の反応がどの程度の頻度で見られるものかをある程度分類するため、平凡反応「P」と独創反応「O」をスコアリングする。

1）　平凡反応

　特定のブロット部分にしばしば与えられる反応は平凡反応「P」と記号する。Exner J.E.（1986）によると、Rorschach は『精神診断学』の中では平凡反応に触れてはいなかったが、その2年後の遺稿（1923）では3人に1人が与える反応を平凡反応（通俗的な反応）として定めていたということである。他の体系では4人に1人（Piotrowski Z. 1957）、4〜5人に1人（Rapaport D. 1946）など、平凡反応の定義を拡大しているが、クロッパー法では Rorschach の概念に従い、3人に1人の割合で与えられる反応を平凡反応と定義し、10枚のブロットに10個の反応を規定している。

2）　独創反応

　平凡反応とは逆にほとんど見られない希な反応を独創反応「O」として記号する。この記号は100人に1人という判定基準のうえに記号化され、独特の反応を現す。

5. 形態水準

　与えられた反応の形態がどの程度正確であるか、記号化する作業を形態水準の評定と言う。クロッパー法では、-2.0 から 5.0 までの範囲で 0.5 刻みに表すことになっている。形態水準は
　1）　反応の正確さ
　2）　反応の明確化
　3）　反応の組織化
という3つの点から吟味され、1）で各反応の基本点を決定した後、良い明確化や良い結合性を認めて加算したり、悪い明確化や結合性について減点したりする方法で最終的な点数が決定される。

1）正確さ

与えられた反応は、次の基準に従って -2.0 から 1.5 までの範囲で、その正確さに基本点をつける。簡単に説明すると、「-2.0, -1.5, -1.0 は正確さに欠ける反応」、「0.0, 0.5 は定まった形（以下、定形と言う）がなく、形態としてはどのような形でも当てはまるもの」、「1.0, 1.5 は定形のものが正確に表されている反応」である。また特殊な場合として -0.5 があるが、これについては明細化の項で詳しく述べる。[注]

① 基本点　-2.0

定形の反応が与えられているにもかかわらず、ブロットには明らかに適合せず、また、被検者が概念とブロットの形を適合させようという努力のない場合（Ex. I：家、なんとなく。固執反応 [Perseveration] I：蝶、I：蝶、II：蝶。混淆反応 [Contaminated] VIII：豚鳥）。

② 基本点　-1.5

定形の概念が与えられ、一部はブロットに適合しているものの、他の部分が適合してはおらず、その違いに被検者が気付いていないもの。一部から一般化された反応（Ex. IV：蛇。この部分が蛇に似ているから全部が蛇 [作話的反応 DW]）。

③ 基本点　-1.0

定形の概念が与えられ、被検者がブロットと反応を適合させようと努力するにもかかわらず不正確な反応。部分部分の指摘はあるが、全体としては不正確な反応（Ex. I：魚。目、鼻、口、胴体）。

④ 基本点　0.0

与えられた概念に形態が全くない場合（以下、非定形と言う）。C, Cn, c, m などの決定因とともに記号化される（Ex. V：暗闇）。

注）以下ローマ数字 I～X はロールシャッハ図版の番号を示す。

⑤　基本点　0.5

　与えられた概念の形が漠然としていたり、定形ほどその形がはっきりと決定されていないにもかかわらず、形を無視できない場合。CF, cF, mf, 漠然とした F 反応などの決定因とともに記号化される（Ex. Ⅰ：枯れ葉、Ⅷ：花、Ⅶ：鳥、Ⅷ：陸海空）。

⑥　基本点　1.0

　与えられた定形の概念がブロットに対して基本的正確さを持っている場合。10 個の平凡反応や、平凡な水準の反応、または少しの想像力と組織化の能力しか必要としない場合。この場合、本質的な形態特徴を 2 つあるいは 3 つ含んでいる必要がある（Ex. Ⅲ の下方 D：蟹、Ⅵ の上方：蝶々、その他の動物［胴体・頭・足］、木［幹と樹冠］などある程度ブロットに適合している反応）。

⑦　基本点　1.5

　与えられた反応が、基本的正確さ以上にブロットとの適合を持つ場合。本質的な形態特徴は 4 つ含んでいる必要がある（Ex. 人間の横顔［額・顎・口・鼻］、人間［細長い身体・頭・足・両手］、特定の動物の姿［スコッチテリア、ウサギ］）。

⑧　基本点　−0.5

　基本点 1.0 の反応の説明が、概念の正確さを弱めたり、ブロットとの適合性と矛盾する場合（Ex. コウモリ。羽、頭、角）と、インク像の構造が非常にはっきりとした部分に不定形の概念が与えられる場合（Ex. Ⅲ 図中央 D［平凡反応の蝶が与えられやすい場所］：火や血、Ⅷ 図両側 D［平凡反応の 4 つ足の動物が与えられやすい場所］：雲など）の 2 通りの場合。

2）　明細化

反応を明らかにするために被検者が説明する、その記述についての評

価を次のように点数化し、基本点に加算あるいは減点する。ただしこの
場合、基本点がマイナス得点の場合は、加算、減点はしない。通常は基
本点 1.0 以上の反応に加算、減点される。0.0, 0.5 の反応は時として点
数が加算される場合はあるが、減点はない。

① 　建設的明細化　加算 0.5
　　反応の説明が、ブロット領域の細部の構成に適合している場合や、
ブロットの特徴（濃淡、色彩、運動）から特定の性質を明確にしてい
る場合（Ex. X：インコ。緑色はインコに特徴的だから）。

② 　破壊的明細化　減点 0.5
　　反応の説明が、概念の正確さを損なう場合（Ex. V：コウモリ。羽、
足、角）。ここで、基本点 1.0 の反応の説明に破壊的な明細化があっ
た場合、1.0 から 0.5 を減点して 0.5 となるが、定義は 0.5 は不定形の
基本点であるため、特殊例として –0.5 と記号化する。

3）組織化
インク像のそれぞれの部分を組織化し、より大きな概念に統合してい
る場合、その結合性に対して次のように評価し、加算、減点する。意味
のない単なる並列の場合は加算、減点はされない。

① 　意味ある結合　加算 0.5
　　たとえ概念が不定形であっても、有意味な組織化と判断される場合
には点数が加算される（Ex. III：2 人の人間が帽子を手に持って、お
互いに挨拶している。IX：炎、煙、下は何か燃えている）。

② 　奇妙な結合　減点 0.5
　　無理やりにインク像のそれぞれの部分を結びつけようとするあま
り、奇妙な説明となっている場合には点数が減点される（Ex. III：両
手を挙げた人間。真ん中は肺。人間に対する位置から言って。肺は胸

の中にあるから）。

　以上のように5つのカテゴリーについて反応をスコアリングした後、それぞれのカテゴリーごとに量的集計を行い、解釈仮説に基づいてパーソナリティーの分析をすすめていく。

6−4　ロールシャッハ・テストの解釈

　クロッパー法によるロールシャッハ・テストの理論的背景は既に第4章で触れた。ここでは主なスコアリングに対する解釈仮説を表の一覧にして示す。**表6-1**では反応数と反応時間について、反応決定因については**表6-2**、**表6-3**は反応領域についてまとめている。

表6-1　ロールシャッハ・テストの解釈（1）反応数と反応

反応数	R	精神活動の程度、気分や意欲の程度、顕示欲や抵抗、防衛
反応時間	T	精神活動のテンポ

表6-2　ロールシャッハ・テストの解釈（2）反応決定因

濃淡反応 安定感と不安	濃淡の感じ→接触感（あたたかさ・やわらかさ） 接触感→人間の基本的な情緒の安全感への欲求を刺激する 愛情欲求・所属欲求・接触欲求	
	Fc	安全感に対する欲求を認知し、自我のうちに統合されている
	cF	未成熟な愛情欲求（他人に対する依存）
	FK	不安に対して客観的に、距離をもって対処する
	K KF	愛情欲求に基づく漠然とした不安感
	Fk kF	不安に対して知的に防衛をして対処する
	なし	感受性欠如　幼児期の愛情剥奪体験の可能性 　　　　　安定した依存欲求の抑圧
色彩反応 外界との 関わり	環境からの刺激に対する反応性の度合いと性質 他人に対して実際にどのように関係を持っているか	
	FC CF	自然な感情の流れ。統制された情緒。円滑な対人関係 統制を欠いた情緒
	F↔C C↔F	円滑な感情の流れのない、強制された感情 社会的環境における緊張（顔で笑って、こころで泣いて）
	F／C C／F	情緒的な関わり合いの少ない傾向・表面的、その場限り（お世辞）
運動反応 内界との 関わり	自分の経験の内的現実についての、その個人の態度や感情 自己・空想や衝動の受容にまつわる緊張や葛藤、自己概念	
	M	創造性・他人への共感性・高い現実吟味の能力（高い自我機能）
	FM	原始的な衝動の受容（即時的な満足の要求）
	m	緊張と葛藤の存在
形態反応	F	論理性。情緒に巻き込まれずに場面を処理する傾向。非個人的、実際的

表6-3 ロールシャッハ・テストの解釈（3）反応領域

全体反応	W W	組織化し、部分を関係づけ、抽象的、理論的なことに関心を払う能力
	DW	現実知覚の弱さ、過度の一般化
部分反応	D d	個々の具体的な点に関する興味。知能の実際的、日常的、常識的な応用
異常部分反応	Dd	普通でない部分を知覚する能力
	dd di de dr	強迫的に細かなことにこだわる定規的な傾向 人間関係に関する強い気遣い 深く入り過ぎて、関わり合いを生じることの恐れ（不安状態） 知覚力の豊かさ・過疎性（良形態）、常識の欠如・否定的傾向（悪形態）
間隙反応	S	知的な面での反対傾向 拒絶性・頑固さ

第7章　正常高齢者と認知症高齢者の
　　　　　ロールシャッハ反応

7-1　正常高齢者のロールシャッハ反応

1.　先行研究

　正常な高齢者のロールシャッハ反応については、これまで国内・国外を問わず、多くの報告がある。1946年に Klopfer W.G. が "Personality Patterns of old age" を発表してから、1940年代、1950年代に多くの報告がこの分野で行われた（Prados M. & Fried E.G. 1947, Grossman C, Warshawsky F. & Hertz M. 1951, Kuhlen R.G. & Keil C. 1951, Davidson H.H. & Kruglov L. 1952）。

　これらの研究は暦年齢による比較研究であり、その結果として、年齢と人格には関連がないと結論づけられている。これらの報告では、高齢期の特徴として、反応数の少なさや、W％，A％，F％の高い比率、M反応の減少と、SumC の減少を報告している。高齢期の人格特徴としては、

　1）　内的資質を利用する能力の減少
　2）　思考の収縮とステレオタイプ化
　3）　情緒刺激に対する弱さ
　4）　知覚の正確さと知的効率の減少
　5）　反応性と生産性の減少

という特徴を報告している。しかし、これらの研究では知能検査が施行されていないので、高齢期にある対象者の知的能力がどのくらいであったかを知ることはできない。

　後になって、知的能力を考慮した研究が発表され始め、高齢期の知的能力と人格の関係が注目されるようになった（Chesrow E.J., Wosika

P.H. & Reinitz A.H. 1949, Light B.H. & Amick J.H. 1956, Caldwell B.M. 1954)。Caldwell B.M.（1954）は、対象者の年齢とロールシャッハ変数との相関は非常に低いことを報告する一方で、知的機能とロールシャッハ変数の間には密接な関連が認められると述べている。また、Eisdorfer C.（1963）もまた、高齢期の研究では対象者の知的能力を測定することが大変重要であると主張している。彼は対象者を年齢と WAIS による総合 IQ によって分類し、その結果を報告している。高い IQ を示すグループは年齢に関係なく総反応数は成人の Normal な反応数を維持していると報告されている。Caldwell や Eisdorfer の研究の結果から、それまで年齢とともに変化すると報告されていた R や M，F+％そして F％のようなスコアは知的機能によって影響を受けることが明らかとなってきた。従って、先に見た 5 つの高齢者の特徴のうち 4 つ、1）内的資質の有効利用の減少、2）思考の収縮とステレオタイプ化、4）知覚の正確さと知的効率の減少、5）反応性と生産性の減少は、高い IQ を示す高齢者には認められないことが判明したのである。

　しかし、3）情緒的刺激に対する弱さについては、Eisdorfer は「低い IQ の高齢者よりも知的に高い高齢者により多くの色彩反応が認められる」と述べているにすぎない。また数多くの研究で、正常高齢者群でさえ色彩反応の減少が報告されている。Ames L.B.（1954）は独自のサインによって正常高齢者群を 3 つのグループに分類し、正常群（Normal）、初老群（Pre-senile）、老年群（Senile）とした。彼女は正常群の反応について、豊かでバラエティーに富んでおり、その人格は成人のそれとほとんど変わっていないと述べている。しかし、彼女は高齢期になると情緒刺激に対する反応は弱まると結論づけている。そして彼らの反応を 10 歳以下の子どもの反応と比較検討している。正常群の SumC の値は 7 歳の子どもの群の値とほぼ同じであった。

　後の研究は、Rorschach（1921）が高齢期の主な特徴として報告した外拡型の体験型を支持していない。色彩反応が激減することや、CF 反応が優位になることを報告する研究が多い。また、体験型は内向型か両貧型であることも報告されている。日本でも多くの研究が同じような結

果を示しているが、例えば斉藤 (1960)、桑原 (1974)、佐方 (1982) らの研究のように、高齢期には体験型は外拡型に変化するというものもある。

　色彩反応の分析は 2 つの側面から検討を行うのが常である。1 つは情緒刺激への反応性 (SumC) であり、もう 1 つは情緒の衝動的な表出に対するコントロールという側面である (FC 優位あるいは CF 優位)。例えば、村井 (1983) はロールシャッハ変数を因子分析によって 6 つの因子に分け、情緒の衝動的な表出に対するコントロールは知能には関係なく、普通は年齢とともに弱まっていくことを報告している。一方で彼女は、SumC を反応の豊かさや知的活動性と関連している要因と考えた。そして、この変数は年齢には関係がなく、年齢とともに減少するという兆候は見いだされていない。つまり、色彩反応の分析についての 2 通りの検討方法では、情緒刺激への反応性は知能に関係しているが、情緒のコントロールという点では知能とは関係していないと考えられている。

　日本における斉藤や桑原の研究も対象者の知能は検討されていない。佐方は WAIS の下位項目を 1 つ取り出し、全対象者に施行しているのみである。しかし、おそらくこれらの報告の対象者の知的機能は高かったと思われる。

　著者はこれまでの報告の様々な結果に見られる差異は、ロールシャッハのスコアシステムの違いによる影響が大きいのではないかと考える。これについては後に述べるが、例えば CF 反応はしばしば付加反応としてスコアされることがあり、反応として表出されたにもかかわらず、主反応として量的集計などに計算されないことが多い。

　この章の目的はロールシャッハ・テストから見た正常高齢者の人格特徴を特に情緒的反応について検討することにある。健常高齢者の場合、65 歳から 75 歳の前期高齢者の場合、就労や健康状態など、80 歳代の高齢者とはかなり環境要因が異なることもある。本章ではこれらの環境因の影響をできるだけ排除し、健常高齢者の特徴を把握するために、対象者を後期高齢期、75 歳以上とする。また、知的機能の影響を考慮し、対象者は高齢にもかかわらず能力的には低下が認められないと判断され

た者である。

2. 調査

1) 対象

　対象者は 20 名の正常高齢者である。彼らは身体的、精神的に健康な高齢者施設の居住者である。12 名の男性と、8 名の女性から成り、平均年齢は 82.5 歳（*SD* ± 5.23）、年齢の範囲は 75 ～ 96 歳である。施設では援助の必要はなく自立した生活を営んでいる。施設入所のきっかけは手術後の静養や下肢の障害のための移動困難等であるが、調査時は活動的な生活であった。

2) 手続き

　対象者は個別に面接を行い、ロールシャッハ・テストを行う前に、2 種類の高齢者用の簡易知能検査を施行した。認知症のスクリーニング検査として使用されている長谷川式簡易知能評価スケール（以下、HDS と記す）[注]と、認知症程度の判定を目的とする N 式精神機能検査（以下、N 式と記す）の 2 種を使用し、認知症のないことを確認した。テストの受け入れは良好であり、拒否する者はいなかった。スコアリングはクロッパー法に従っている。通常、ロールシャッハ反応の量的な集計には副反応を含まず、主反応のみを対象とするが、今回の集計では先に述べた研究の目的から、主反応と副反応を同等の重みづけのもとに分析した。

3. 結果

1) 知能検査の結果

　表 7-1 は知能検査の結果である。HDS では満点 32.5 点のうち 31.0 点以上が正常レベルの知的機能を有していると評価され、認知症による病

注）1974 年に作成された長谷川式簡易知能評価スケール（HDS）は、1991 年改訂長谷川式簡易知能評価スケール（HDS-R）に改訂され、2004 年長谷川式認知症スケールに改称された。本調査は初版の長谷川式簡易知能スケール（HDS）を使用している。

表 7-1　平均年齢・知能検査の結果

グループ	対象数	年齢		HDS		N 式	
		Mean	(SD)	Mean	(SD)	Mean	(SD)
正常高齢者	n=20	82.5	(5.23)	31.1	(2.23)	93.2	(4.55)
認知症高齢者	n=30	81.0	(5.67)	19.5	(16.64)	69.7	(12.59)
t 検定				**		***	

** p < .01　　　　　*** p < .001

的な知的機能の低下はないと判定される。

　今回の結果は平均点が 31.1 点あり、正常であると評価された。ま
た N 式検査の平均点は 93.2 点であるが、本 N 式検査の得点は福永ら
（1985）による初版 N 式検査での得点である。N 式検査得点と認知症の
程度が基準化された福永（1988）に従うと、平均点は 95.6 点となり 95
点以上の正常範囲にあると判定した。

　今回の正常群の平均年齢は 82.5 歳であり、これまでの先行研究に見
られる年齢群よりも高い年齢構成となっていることが特徴となってい
る。星野（1995）による研究は、平均年齢が 84.1 歳と本研究よりも年
齢が高い群ではあるが、HDS－R（改訂版長谷川式簡易知能評価スケー
ル。満点は 30 点）の平均点は 21.35 点である。平均点がほとんど満点
に近い本研究の対象者に比べ、若干の知的低下が認められている。従っ
て、本研究の対象者はこれまでのロールシャッハ・テストを使った高齢
期研究の中では、年齢が高くかつ知的能力も高く保たれている正常高齢
者群であると言える。

　2)　ロールシャッハ・テスト
　表 7-2 はロールシャッハ・テストの結果と先行研究の結果を一覧に
したものである。本研究の結果は 1978 年に報告された下仲による正常
群の結果と近似しているが、特に色彩反応に関しては、佐方（1982）の
報告に近い。次に結果の詳細について述べる。

表 7-2　正常高齢者のロールシャッハ研究

研究者	Ames	Eisdorfer	下仲	佐方	星野	篠田
対象	正常高齢者	正常高齢者	正常高齢者	正常高齢者	正常高齢者	正常高齢者
年齢範囲		75-79		64-84		75-96
平均年齢	70-92		73.1	72	84.06	82.5
対象数	41 (11, 30)	20	63	30 (22, 8)	18	20
知能検査		WAIS 98.5	31.3	WAIS S 尺度	21.35	31.1
R	25.9	15.8	16.3	14.6	15.2	16.3
Rej.			0.6	0.8		0.8
T1						27.1
T1A			21.2	22.6	22.2	23.7
T1C			28.8	25.3	23.3	29.6
W%	36.2	32.8	45.7	67.5	46.9	53.6
D%	47.2	61.9	42.0	27.5	49.9	41.0
d%			2.7	1.1	0.0	0.8
Dd%	15.4	5.2	6.4	3.9	3.2	5.0
S%		0.3	6.1	0.7	5.1	4.1
F%	50.0	78.6	55.8	46.0	49.1	52.4
F+%	93.2	75.1	73.7	80.0	67.9	80.9
M	3.3	0.8	1.7	1.2	2.4	1.6
FM	2.7	2.1	2.5	2.6	3.3	3.0
m	0.7	0.1	0.4	0.4	0.88 (+Fm)	0.9
FC	1.0	0.4	0.5	1.2	0.6	0.8
CF	1.3	0.3	0.8	1.1 (+C)	1.0	1.3
C	0.2	0.1	0.1		0.0	0.2
SumC	2.1		1.2	1.7	1.3	1.9
C'		0.1	0.5	0.4	0.22 (C'all)	0.3
K+k				0.4	0.0	0.4
c		0.6	0.9	0.7	0.3	0.8
H	6.0					2.5
A	11.4					9.2
H%	24.0	5.5	12.2	13.5		12.7
A%	45.6	54.4	47.0	58.5	60.6	57.1
CR	6.0		5.6	4.6	5.2	4.8
P	7.1	3.4	4.7	5.2	3.2	4.7

① 生産性

　平均反応数（R）は 16.3 である。クロッパー法では 20 ～ 45 が成人の平均反応数であるので、この反応数は少ない。そしてこの傾向はこれまで報告されてきた傾向とも一致する。反応拒否（Rej.）は 0.8 で、正常の成人の値よりも高くなっている（片口 0.2）。

② 把握型

　本研究では全体反応の割合（W％）は 53.6％であり、通常部分反応の割合（D％）は 41.0％である。これは W 傾向の強さを示している。Klopfer W.G.（1946）、Ames L.B.（1954）の報告では、高齢期には W％が増加すると報告されている。一方で、日本人とアメリカ人の把握型に関する報告がかなりたくさんある。その結果として、日本人の W％はアメリカ人に比べて高いというものが多く、高橋（1981）は日本人の成人の平均 W％は 54.3％であるとしている。従って、本研究の結果は高齢による W％の増加とも考えられるが、一方では、成人の平均スコアの保持とも考えられ、一概に高齢期の特徴とは論じられないと言える。

③ 決定因

　人間運動反応（M）の平均は 1.6 である。この数値は成人の平均とされる 3.3 ～ 3.6（片口 1987）からすれば低いが、日本の先行研究の数値とはほぼ同じ値を示している（1.2 下仲～ 2.4 星野）。動物運動反応（FM）は M 反応より多く、この傾向はこれまでの先行研究の結果と一致する（FM ＞ M）。さらに、FM 反応（3.0）や m 反応（0.9）にも急激な減少はなく、運動反応全体はこれまでの先行研究に比べて高いと言える。

　色彩反応は注目すべき結果であった。CF 反応の値はこれまでのどの高齢期研究の結果よりも高く、SumC の値もまた同様に最も高かった。CF 反応は FC 反応に勝っており、この結果は先行研究の結果と同様であった。

　形態反応の割合（F%）は 52.4%である。クロッパー法ではこの値が成人の場合 20 〜 50%であると報告されているから、やや高くなっている。陰影反応は先行研究の結果と同じく少なかった。

④　反応内容（CR）・平凡反応（P）

　動物反応（A）は他の反応内容よりもよく与えられる反応である。本研究の動物反応の平均は 57.1%であり、この値は成人の Normal 反応に比べれば高くなっているが、これまでの研究から予想されほどには高くない。解剖反応（At）は Ames の報告では老年群に非常によく見られたと報告されているが、今回の結果では皆無であった。反応内容（CR）の範囲や、平凡反応は成人の Normal 反応の値に比べると低い値を示していた。

⑤　形態水準（F・L）

　良形態反応の割合（F+%）は高い（80.9%）。この結果は色彩反応と同様に注目すべき結果であり、これまでの研究結果に比べても高い数値となっている。下仲（1978）は 73.7%と報告しているし、佐方（1982）は 80.0%と報告している。これらの研究の平均年齢が 72 歳から 73 歳であることを考えると、今回の調査の平均年齢がほぼ 10 年高く、さらに形態の良い反応を多く与えているということになる。さらに形態水準の平均は 1.0 であり、これはインクブロットに適合した、形の定まった平凡反応に近い反応を与えているということである。

4.　考察

　本研究は 2 つの特徴を有している。1 つは本研究の対象者が先行研究に比べて高い年齢構成を持っており、かつ知的能力の低下がほとんどなく保たれているという点である。さらに 2 つ目は分析対象となっているスコアが副反応を含んでいるという点である。これらの特徴を考慮しつつ、結果を、「生産性と現実の吟味力の側面について」、「情緒刺激への反応について」、「後期高齢期の体験型について」、という 3 つの点から

考察を進めたい。

1）　生産性と現実吟味力の側面について

　生産性は成人に比べて低下し、把握型は W 優位となる。しかし、知覚の正確さなど、反応の質的な問題を含んでおり、一概に結論を下すことはできない。形態水準の平均は平凡反応レベルの形態知覚を示している。これは刺激に対して常識的な反応をする能力を示しており、何らかの常識的な概念をもって状況に対応することが可能であることを示している。F+％は 80％以上あり、現実を吟味する能力はほとんど低下していないと判断される。

　これらの結果から、W 反応の優位は成人の全体傾向が高齢期にも保持されていると結論づけられる。なぜならば、総反応数は少ないにもかかわらず、平凡反応レベルに近い形態を持った反応が、図版の全体部分に対して正確に与えられているからである。Klopfer W.G. や Ames の報告の場合、W％の増加は形態水準の低下を伴い、曖昧な反応や不正確な反応が含まれていた。このような場合をこれまでの高齢期の W％の増加と見なすならば、本研究の W 反応の質とはやはり異なると考えられる。言い換えれば、本研究の対象となった高齢者は反応数が少なく、また平凡な反応でありながらも統合された正確な概念でもって反応していると言える。

　このような考察は曖昧な W 反応が増加すると言われてきたこれまでの先行研究の結果に反する。Coldwell B.M.（1954）は人間運動反応（M）と F+％は WAIS の総合 IQ と密接な関係にあることを報告しているし、Eisdorfer C.（1963）は形態の正確さ（F+％）は知能の高い群で一貫して最も高かったと述べている。また、Klopfer B.（1954）は形態水準の評価は知的レベルと知的機能を知るうえで最も重要な指標になると指摘している。本研究の結果がこれまでの把握型の特徴と異なっていたのは、対象群の知的機能が高齢にもかかわらず高く維持されていたという要因の影響であると考えられる。

　2)　情緒刺激への反応について

　多くの先行研究で、高齢期には色彩反応が激減すると報告されている。Ames L.B.（1954）は高齢期の正常群の色彩反応は10歳の子どものそれと同じであると述べている。CF優位についても同様で、ほとんどの研究が報告をしている。しかし、今回の調査では多くの色彩反応が出現し、特にSumCについてはこれまでの報告の中では最も高い数値を得た。

　しかし、ここで本調査の特徴に戻らねばならない。この分析結果は付加反応を含んだうえで集計されている。通常、それぞれの反応に対して、1つの決定因が主反応としてスコアされる。よって1つの反応に多くの決定因が含まれる場合は最も重要な1つの決定因が主反応として記号化され、他の反応は付加反応として記号化される。例えば、IIIカードに対する次のような反応がある。「男の人達が踊っている。そしてその周りで火が燃えている」。この場合、主な決定因はM（人間運動反応）となり、付加反応はCF，mとなる。この場合、普通はCFとmは全体のスコアとして計算されない。高齢期には例に取り上げたような反応が多く見られるが、クロッパー法ではM反応が主反応として優先されるというスコアリングシステムになっており、多くの色彩反応は付加反応として記号化されることになる。

　本研究で得られた高いSumCの値は、これまで主反応の陰に隠れたまま保持されていた、これまでは注目されることのなかった部分を明らかにしたものと思われる。すなわち、色彩反応は高齢期に明らかな減少を見るのではなく、付加反応として保持されているという事実である。Klopfer B.（1962）は付加反応として与えられる反応は主反応に表されている要素よりも機能という点では弱いが、対象の潜在的な要素を示すものであるとしている。

　Klopfer B.のこの説明を用いれば、色彩反応が急激に低下するという先行研究の結論よりも、高齢期の色彩反応に対する反応の現状を正確に説明できると思われる。つまり、付加反応として示される色彩反応は、目立たず、穏やかな形で保持されており、そのことが高齢期の特徴

として考えられるというものである。佐方（1982）は高齢者センターに通う対象を調査し、その体験型は外拡型であったと報告している（M：SumC ＝ 1.2：1.6）。彼の調査対象者は本研究の対象者に比べてより若く、行事にも積極的に参加する人々であったが、F+％の値は変わらない。このことから、佐方の対象者が本研究の対象者の知的レベルとほぼ同じであると考えられる。とすれば、高齢期前期のこのような外向的な特徴が高齢期後期にはあまり表立たない、潜在的な在り方に移行するのではあるまいか（ここで言う高齢期前期は 65 〜 75 歳、後期高齢期は 75 歳以上を示す）。

　佐方の研究では FC 優位を示した。しかし、本研究では逆に CF 優位である。これは先の村井の研究に見たように、年齢に伴って生じたと解釈できるであろう。この点は先行研究と一致していると考えられた。

3）　後期高齢期の体験型について

　本研究では表に示すように、体験型は外向型となっている（M：SumC ＝ 1.6：1.9）。Rorschach は高齢期には外向型になる場合があると報告しているが、後の研究で彼のこの結論を支持した研究者はいない。クロッパー法のスコアリング体系が発展してからは、高齢期の色彩反応については激減するという結果がほとんどすべての研究で一致している。この事実からもやはり、見解の相違がスコアリングシステムに由来すると考えざるを得ない。Rorschach はそれぞれの領域についてスコアリングしていた。従って、色彩反応は容易に主反応となり得たのである。例えば「火を焚きつけて踊っている 2 人のお坊さん（Ⅱ カード）」に Rorschach は 2 つの反応を以下のように記号化している：「D　M　H」、「D　CF　fire」（片口 1976，pp.184-185）。しかし、クロッパー法の場合、この反応は 1 つしか記号化されない：「W　M　addition　CF・m　H addition fire」。

　Rorschsch は色彩反応が多く出現することを強調しているが、本研究もこの見解を支持する結果となった。しかし、高齢期の体験型は外向型よりも両向型と判断するのが最も妥当であろう。なぜならば、Klopfer

B. はよく適応している成人には少なくとも 3 つの M 反応が生じると述べているが、これは成人の普通の反応とされる 20 〜 45 個の総反応数を前提にしたものである。45 個の反応のうち 3 つというのであれば、15 個の反応に 1 つの M 反応が見られればよいということになるので、総反応数が 16.5 個であった本研究では 1 個以上の M 反応が現れていることとなり、Klopfer B. の条件を満たしている。色彩反応についても同じような見方ができると思われるが、やはりここでは CF 反応の多くが付加反応であることを考慮に入れるべきである。Klopfer B. は「付加反応は決して無視されてはいけない一方で、主反応と同じ重みづけでもって扱ってもいけない」と述べている。

　多くの研究者は色彩反応の減少の仕方が M 反応の減少に比べると顕著であることを指摘し、それゆえに高齢期の体験型は内向型になると結論づけられた。しかし、色彩反応は目立たぬ在り方で保持されている。よって、本研究からは知的低下の見られない正常高齢者群では高い年齢にもかかわらず、両向型が保持されていると結論づけられた。

5.　まとめ：知的機能と色彩反応の関連

　本研究はロールシャッハ・テストによって知的低下のない正常高齢者の人格特徴について検討することである。75 歳以上の健常高齢者 20 名（男性 12 名、女性 8 名、年齢範囲 75 〜 96 歳、平均年齢 82.5 歳）にロールシャッハ・テストを施行し、考察を行った。対象群は認知症のスクリーニングを目的とした長谷川式簡易知能評価スケール（HDS）と、認知症程度を測定する N 式精神機能検査（N 式）を施行し、認知症の可能性はないと判断された高齢者である（平均得点：HDS = 31.3 点、N 式 = 95.6 点）[注]。従来の研究結果と数量的に比較検討した。

　これまでの先行研究に比べると本研究の対象群の平均年齢は高く、かつ知能低下もない高齢者群という点に第 1 の特色がある。また、従来の研究ではロールシャッハ反応の主反応のみを量的に集計していたが、本

注）福永（1988）の判定基準による。

研究ではロールシャッハ図版に与えられたすべての反応に対して検討を
行うため、付加反応も加えて集計した。この点が第 2 の特色である。

　結果は

1)　低い反応数（R）

2)　W 優位の把握型

3)　高い F+％

4)　色彩反応の多さ

が指摘され、従来の高齢者の特徴として挙げられていた低い F+％、激
減する色彩反応、内向型とは異なる結果を示した。

　この点について、本研究の対象群の特性から、後期高齢期にあってな
お知的低下が見られないという知的機能の保持が、F+％に示される高
い現実吟味力となって現れており、生産性は少ないが、平凡ながらも現
実に適合した統合的な判断が可能であると考えられた。また、色彩反応
が減少しなかった点については、本研究が付加反応をも含めて集計した
ため、主反応としてはこれまで報告されてこなかった側面が明らかに
なったと考えられた。すなわち、ロールシャッハ研究では色彩反応の減
少から、高齢期になると情緒的な反応が減少すると言われてきたが、表
立った反応としては確かに減少するものの、今回の結果に見られるよう
に、付加的な形ではむしろ多く認められると考えられた。このように考
えた場合、これまでは高齢期の体験型は両貧型あるいは内向型になると
いう報告が主流であったが、成人期の両向型が維持されると解釈され
た。今回の結果は高齢期の人格特性の新しい側面を示していると考えら
れた。

　以上の考察より、高齢期には情緒的な刺激に対して鈍感で、反応性が
乏しくなるという見解は本研究によっては否定され、高齢者の情緒的な
反応は控えめな形で維持されていることが結論づけられた。また、知的
低下のない後期高齢期の人格特徴としては、生産性は少なく、平凡なが
らも、成人期同様の総合的で現実に即した両向型の人格が維持されてい
ると結論づけられた。

7−2　認知症高齢者のロールシャッハ反応の数量的検討

　本節では認知症高齢者のロールシャッハ反応を前節で見た正常高齢者の反応と比較して検討する。

1.　対象と方法
　認知症群は認知症に関する問題のために、O 市内 K 付属病院精神神経科を受診した 30 名である。これらの認知症患者は、アルツハイマー型認知症 15 名、脳血管性認知症 15 名である。それ以外の仮性認知症や脳腫瘍、代謝性疾患による認知症者は含まれていない。方法については第 6 章で既に述べた通りである。

2.　結果と考察
　認知症群と正常群の平均年齢、知能検査の結果を**表 7-3** に示す。両群には平均年齢の有意差はない。従って両群の知的低下の差には加齢による影響は考えられない。このような年齢差のない 2 群の比較結果は、生理的老化による機能低下と、病的機能低下との差異を表すと考えられよう。

　高齢期の認知症では、アルツハイマー型認知症と脳血管性認知症で臨床像の異なることが報告されている。しかし、本調査群におけるのロールシャッハ・テストの結果では、アルツハイマー型認知症群と脳血管性認知症群の間に有意差を認めることができなかった。よって今回は、アルツハイマー型認知症と脳血管性認知症を一括し、認知症群として比較検討することにする。

1）　反応数・反応時間
　反応数は認知症群が有意に少なく、また反応拒否も認知症群に多い。片口（1987）は「器質性精神病の患者が懸命に何かを見ようとしながら、どうしても反応を与えることができない場合、これは同じ拒否でも反応の失敗（Failure）と表現するのがよい」（p.164）と述べている。

表 7-3　正常高齢者と認知症高齢者のロールシャッハスコア

項目	認知症高齢者 n=30 Mean (SD)		正常高齢者 n=20 Mean (SD)		t 検定
年齢	81.0	(5.7)	82.5	(5.2)	
HDS	19.5	(16.6)	31.1	(2.2)	**
N 式検査	69.7	(12.6)	93.2	(4.6)	***
R	12.6	(4.0)	16.3	(7.2)	*
Rej.	1.7	(1.6)	0.8	(1.3)	*
T1	19.0	(8.1)	27.1	(18.4)	△
T1a	17.1	(8.7)	23.7	(18.0)	
T1c	21.2	(9.5)	29.6	(18.8)	△
W%	52.9	(19.9)	53.6	(16.8)	
D%	35.3	(16.1)	41.0	(13.5)	
d%	5.5	(7.3)	0.8	(3.4)	**
Dd%	9.1	(11.1)	5.0	(4.9)	△
S%	5.3	(8.7)	4.1	(5.6)	***
F%	65.9	(18.5)	52.4	(22.8)	*
F+%	62.5	(24.5)	80.9	(15.2)	**
F·L	0.6	(0.4)	1.0	(0.3)	***
M	1.4	(1.5)	1.6	(1.6)	
FM	1.5	(1.4)	3.0	(2.3)	*
m	0.4	(1.0)	0.9	(1.9)	
C'	0.2	(0.4)	0.3	(0.6)	
FC	0.2	(0.4)	0.8	(1.1)	△
CF	0.7	(1.0)	1.3	(1.4)	
C	0.03	(1.8)	0.2	(0.5)	
SumC	0.9	(1.1)	1.9	(1.8)	*
K+k	0.03	(0.2)	0.4	(0.7)	△
c	0.4	(0.7)	0.8	(0.8)	
H	3.0	(2.1)	2.5	(2.5)	
A	6.9	(3.1)	9.2	(3.5)	*
H%	20.5	(14.2)	12.7	(9.6)	*
A%	52.9	(20.8)	57.1	(17.6)	
CR	3.8	(1.4)	4.8	(2.2)	
P	3.0	(1.7)	4.7	(1.3)	*

（△ $p < .1$　* $p < .05$　** $p < .01$　*** $p < .001$）

それに従い分析すると、正常群の失敗（Fail.）が12.5％であったのに対し、認知症群では倍以上になり、31.5％であった。初発反応時間（T1）は有意差があるとは言えないまでも、認知症群のほうがいくぶん早くなっている。同様の傾向は色彩カードの初発反応時間にも見られている。

　以上のことより、認知症の高齢者は刺激に対して早く反応するものの、失敗や拒否となる場合も多く、結果的に反応数が少なくなると考えられる。認知症高齢者は外界刺激に対して反応が鈍いと言われているが、今回の結果からはむしろ早い反応となって生じることが推察される。

2）　反応領域

　認知症高齢者の反応領域については、小野（1972）が「正常老人はW優位であるが、痴呆老人になるとD傾向が優位となり、特に概念をブロットに適合させる過程でD，Ddへと知覚様式が浮動しやすい」と報告している。

　本結果では、両群のW％，D％に有意な差は認められていない。認知症群でもW傾向は強く、小野の指摘するD優位は見られなかった。しかし、認知症群のd％（5.5％）は対照群のd％（0.8％）に比べて有意に高く、またDd％も9.1％と正常群の5.0％より高くなる傾向があり、小野の見解とよく似た結果を示した。

　異常部分反応は予想通りdrが多く、Dd％のうちの58.3％を占めた。残りの47.7％はdiとddである。di：25％，dd：16.7％であった。このdiはほとんどが「目」の反応である。IカードD2付近、VIIカードD2内の陰影の濃い部分に多かった。またdd反応で多かったのはVIカードのd1内、「ひげ」である。

　Rorschachは、人間あるいは動物の全体像としてとらえるべきところを全体像として表現せず、大体その位置に従い部位を列挙する反応にDo反応（Oligophrenic detail）というカテゴリーを与えている。今回の認知症群の反応には、このDo反応が多く見られた。例えば、IVカー

ドの D2 部分に「足」、VII カードの D3 部分に「頭」という反応がある。微小部分では、I カードの d3 部分に「手」、III カードの d2 部分に「頭」、VII カードの D3 の内部「口」、D2 内部「手」が示された。Do 反応とは言えないが、微小部分にこだわる反応では、III カード d1 に「ひづめ」、VII カード d2 に「しっぽ」というものも多く見られた。

　しかし、一方では W 反応が多く出ている。微小部分へのこだわりを考えれば、容易に考えられるのは DW であるが、今回それはほとんどなかった。多かったのは II カード、III カードに人間 2 人、あるいは動物 2 匹の結合を示す反応である。認知症群の 63.3％の人がこの 2 枚のカードのどちらか一方、または両方にそのような反応を与えている。これらのカード以外では、平凡反応に近い平均的な反応が多い。また、漠然とした反応や、中には形態の詳しい説明が与えられないため、マイナス反応になるものも見られた。

　よって、認知症高齢者の反応は藤岡（1967）の言う「vague な反応」に近くなると考えられる。つまり、ブロット把握が曖昧なために分割が困難であり、また反応の形態を説明しきれないため、最も適確であると思われる微小部の指摘にとどまってしまうと思われる。dr の増加もこのためであろう。

　だから、認知症高齢者は状況を漠然としかとらえられず、ごく細かいことしか判断できないと考えられる。比較的常識的な場面では、無難に状況を理解できるものの、状況が少し複雑になるとこの傾向が強くなる。変化の多い日常世界では、その場その場の状況理解が必要であるが、以上のような障害のために認知症高齢者には困難であると考えられる。

3）決定因

　認知症群と正常群で最も顕著な差が認められたのは形態反応であった。認知症群は F％が有意に高い一方で、F+％，F・L は有意に低くなっている。

　形態反応は人が物事を知覚する際に、主観的要素を混入すること な

く、客観的・現実的に認知する態度を示すとされている。いわば、現実をありのままに受け入れる態度である。

本結果より、認知症高齢者はこのような態度が多くなるにもかかわらず、対象を正確に受け入れることができないという特徴が考えられる。このような形態の知覚障害は、認知症高齢者の現実適応に最も大きな影響を与えていると考えられよう。

しかし、認知症群の65.9%というF%の値は、従来の一般高齢者群の報告（50%〜73.1%）に比べて意外に高くない。小野（1972）もF%について、「F%は老年の進行につれて増加すると言われているのに（一般高齢者と）大きな開きはなかった」と述べている。

今回のW反応のうちに占める形態反応と運動反応、およびその他の決定因の占める割合を見てみると認知症群の運動反応は正常群の運動反応の割合とほとんど変わらない。認知症群のF%が多いのは、その他の決定因（陰影反応および色彩反応）が少なくなったためである。よって全体の決定因も同様に、認知症群では運動反応が比較的保持されるため、F%はそう高くならなかったと考えられる。以下、運動反応について検討する。

認知症群の運動反応は全体としてはやや少なめである。これは従来のAmes L.B.（1954）や Insua A.M. & Losa S.M.（1986）の報告と一致している。しかし、今回FM反応は両群に有意差が見られたのに、M反応は両群に有意差が見られなかった。反応数は認知症群のほうが少ないので、このM反応の保持は大きな意味があると思われる。

認知症群のM反応のうち36.6%はIIカードに出されている。「人が2人向き合って何かしている」、「せっせっせをしている」、「手遊びをしている」、「よう！久しぶりって言っている」、「手を合わせて踊っている」、「力比べの勝負をしている」などの反応がほとんどであった。また、Iカードの中央部に「ダンスをしている女の子」などが与えられ、（全M反応の19.5%）、IIIカードには「2人寄って何ぞしている」、「男が取り合いをしている」、「何ぞこしらえとる。これは臼」など、全体の17.1%のMが認められた。またVIIカードには「女の子がダンスをしている。

向かいあってな」、「女の子があごをぎゅーっと出している。もうすぐ口
づけする」など、全 M 反応の 12.2％が見られた。これら 4 枚のカード
は比較的人間が見られやすいカードである。そして認知症高齢者の M
反応のうち、85.4％はこの 4 枚のカードに集中している。また、形態の
崩れもない。

　しかし、これらのカード以外に認められた M 反応は漠然としたもの
が多い。VI カード「岩の上で人が体操をしている」、X カード「人が甚
平さんを着て手品をしている」、IV カード「植木泥棒が悪いことをして
いる」などがある。いずれもイメージとしては良質の反応であるが、細
部の指摘がなく、了解が困難であった。

　認知症高齢者に見られる知的低下から推察すれば、おそらく低下する
であろう人間運動反応が、このような結果となって現れたのは予想外で
あった。小野（1972）も認知症高齢者の M 反応数が一般高齢者の M 反
応数とあまり変わらないことを指摘しているが、比較した一般高齢者の
データに疑問があるとして、詳細には触れていない。そこで、著者は従
来指摘されていた認知症高齢者の運動反応の減少を、M 反応の保持と
FM 反応の減少という観点から考察してみたい。

　運動反応は動きのない図版に動きを見る反応である。これは図版を見
たときに触発された内的感覚を図版に投射することで生じる。だから、
ブロットという客体を主体の感覚でとらえることになり、かなり主観的
な反応であると言える。

　中でも M 反応は内的感覚が人間像に投射されており、主体のエネル
ギーが自らの身体感覚として感ぜられるほどはっきりと感ぜられている
ことを意味する。よって認知症群に M 反応が保持されていることは認
知症高齢者がそのようなエネルギーを保持していると考えてよい。つ
まり、認知症高齢者には自分の想像過程によって世界を自分なりにとら
え、支配しようとする姿勢が残されているのである。

　だが、この高齢者の M 反応の保持はマイナス面にも通じている。こ
の能力が形態知覚の障害と結びついたときは、不適応行動となって表に
現れてくるからである。自分なりの見方で物事を見る「我の強さ」を持

ちながら、不適応な行動となるのが、認知症高齢者の悲しさであろう。

　同じ運動反応でも、認知症高齢者の FM 反応は少ない。FM 反応は
ブロットを見たときに生じる内的感覚が動物に投射される反応である。
このため Klopfer B. は FM 反応が自我からの統制が及び難い、内的な
動きを示すとしている。これを氏原（1986）は、「自分自身のものとし
て感ずる力が弱いため、むしろ外側のものに投影される。M と違って、
自他が未分化であり、生き生きとした実感を伴っている」と解釈してい
る。

　例えばわれわれは、同じ外界がバラ色に見えたり灰色に見えたりする
し、柔らかい日差しに抱かれているような気になったりする。FM 反応
はこのような外界との生き生きとした関わりの可能性を反映するものと
してとらえることができる。

　従って、FM 反応の少ない認知症高齢者は、このような世界との一体
感に乏しいと考えられる。正常群では FM 反応が多いが、これは自然
や花を愛で、仏に手を合わせつつ日々を暮らす高齢者の姿を思えば、納
得できるように思う。認知症高齢者は、このような体験が困難なのであ
る。

　それゆえ、認知症高齢者の内的資質は対人関係場面で生かされること
が期待される。次に対人関係を示す色彩反応について見てみることにす
る。認知症群は正常群に比べて色彩反応が少なく、SumC は認知症群が
有意に低い。また FC 反応も正常群に比べて低い傾向が見られた。

　色彩反応は Shapiro D.（1965）や Schachtel E.（1966）によってその
受動性が強調されている。これは、主体がまず目に飛び込んでくる色彩
に動かされ、その後になって動かされた状態に能動的に取り組むという
認知形式をとるためである。それゆえ、色彩への反応は感情体験への反
応を示すとされ、感情体験が深く関係する対人関係場面に対する態度の
在り方に通ずるとされている。だから、認知症群の色彩反応の少なさ
は、対人関係場面での感情体験の少なさを意味している。

　しかし、ここで認知症高齢者に M 反応が見られ、さらにその反応内
容が、「手を取り合ってる」など協調的なものであったことは考慮しな

ければならない。そのような反応を与える認知症高齢者が、なぜ他人と交流を持てないのであろうか。この点を考察するため、著者は全色彩カードに対する認知症群の反応を詳しく分析してみた。

　本結果では、全色彩カードの拒否や失敗が多く、このことに認知症高齢者の状況処理の困難さが示されているように思う。VIII カードからX カードの 3 枚のうちに、Rej. および Fail. の見られた者が全体の 40%に達した。このうち半数は 2 枚以上の Rej. を認めている。さらに、すべての図版を形態だけで反応した人が 30%、色彩を使用した人が 30%であった。一方、対照群では Rej. が 25%、色彩を使用した人が半数の50%、形態反応のみで処理した人が 25%である。

　これらの結果の背景として、おそらく先に見た形態知覚の障害が挙げられよう。認知症高齢者が全色彩カードにそれまでと違った刺激を感じることは、これらのカードに対する初発反応時間が遅れることからも明らかである。この刺激を感じ、反応を返すまでの過程に障害が生じる。つまり、形態に色彩を組み込んで反応することができない。Rej., Fail.となってしまう。かろうじて形態だけで反応できる者もあったが、形態の把握し難い IX 図版では特に Rej. が多く、認知症高齢者全体の約 3 分の 1 が拒否するという結果となっている。

　これらの全色彩カードへの反応から、認知症高齢者は対人関係場面で刺激されるものの、それに伴う情緒をその場に合った形で与えることができず、また状況理解も困難であるため、それにどう対処してよいか分からなくなると考えられる。それで拒否、あるいは不可解な反応をしたりするようになるのであろう。人との交流をほとんど持てなくなってしまうという状態が容易に想像される反応機制と言えよう。

　だが、認知症高齢者の持っているエネルギーはただ外界に生かされる手段がないだけで、内界には生き続けていると考えられる。とすれば、このエネルギーは内向し、非現実の世界にしか生かされる場がなくなってしまう。よって作話の中に様々な登場人物を登場させ、過去の人と共に暮らすようになる。このためますます現実の人との交流がなくなるという悪循環が想像されよう。認知症高齢者の問題症状には、このように

現実での対人関係が不能となるために生じてくるということが比較的多いのではなかろうか。

　最後に陰影反応について述べる。従来の研究では陰影反応の少なさが指摘されているが、今回の認知症群では「予想以上に良質の陰影反応も認められた」というのが著者の正直な感想である。

　認知症高齢者群の内容としては IV カード「何か着ている人のような気がする。こういうようなもの（自分の半天）を着ている。やわらかい感じがする」（6'20"）、「動物の皮をむいて干すとこんなになる。しっぽのところ破れている」（3'05"）、「毛もじゃもじゃのお猿さん」（1'50"）、「木、ふわふわした感じがした」（1'25"）、VI カード「ふんわりした感じ。羽織のような感じ」（4'10"）、VII カード「ひげ面」「煙。焚火か何かの煙が出ている」（2'57"）というものであった。

　一方、正常群の内容としては、IV カードに「これは（D1）上のが反射している」、「サル（クマ、動物）の毛皮」、「モモンガーが向こうを向いて飛んでいる。毛がもじゃもじゃ」、VI カード「これ（D2）がなかったら毛皮のチョッキ」、「サボテン、痛い感じがした」、「昆虫が卵を産んでいる。泡のような卵、やわらかい感じ」などがある。

　反応の内容としてはほとんど変わらないが、認知症群では反応にかなりの時間を要しているのに対し、正常群ではほとんどが 1 分 30 秒以内に与えられている。さらに認知症群では Rej., Fail. の数が多く、IV, VI, VII カードのいずれかを拒否した人は 63.3％ にも達した。色彩カードはほとんどが拒否であったのに対し、陰影カードでは失敗が半数近くを占めていた。正常群の Rej., Fail. は 30％、そのほとんどが拒否である。

　Klopfer B.（1954）は陰影反応を、愛情欲求の処理および外界から受けるべき愛情の基本的な期待に関係すると述べている。認知症高齢者の場合、陰影反応は少ない。よって、外界との関わりは、微妙なニュアンスを含むものではなく、無味乾燥なものとなりがちであることが推測される。

　しかし、陰影カードに陰影反応を与えていること、時間はかかるが陰

影反応を認めていることを考慮すれば、認知症高齢者に感受性がないとは言えない。むしろ、感受性はあるが、それを示し難い状態にあるととらえるべきであろう。陰影カードに多かった失敗は、反応を示すに示せなかったという状態を表わしているように思う。

　従って、認知症高齢者は愛情欲求や、外界に愛情を期待する態度、つまり依存欲求を感じていながら、それをうまく表現できないでいると考えられる。いわゆる「甘えたいのに甘えられない」という、アンビバレントな状態にあると言えよう。

　ここで Klopfer B. の言う「外界から受けるべき愛情の基本的な期待」というのは、言い換えれば外界への信頼感のことである。だが、FM 反応の少なさに見たように認知症高齢者は世界との一体感に乏しく、自然の中で「守られている感じ」を得ることは困難である。さらに色彩反応で見たように、対人関係も悪い。だから認知症高齢者の感じている愛情欲求や依存欲求は、外界、つまり自然にも人にも満たされていないのである。そのために認知症高齢者は外界に対する信頼感を失ってしまうと考えられる。このような不信感のために、認知症高齢者は甘えたくても甘えられぬ状態になっているのではないだろうか。

　そのような場合、甘えを素直に表わせぬため、やや曲げられた形、例えば、「すね」や「ひがみ」という形となって表に現れてくることが考えられる。周囲にしてみれば扱いにくく、認知症高齢者の評価をますます下げる結果となってしまうであろう。

　また、感じられている愛情欲求や、依存欲求が、日常場面で出せないため、先に見たエネルギーの内向という状態がいっそう強くなるとも考えられる。これは非現実の世界の中に人を創造し、その人との間で依存欲求や愛情欲求を満たすことによって安定を得ようとする状態である。ときどき認知症高齢者は、死んだはずの夫が生きていると言ったり、成人したはずの娘や息子が子どものまま傍にいると言うことがあるが、これらの現象は認知症高齢者のこのような心性によるものであろうと思われる。

4）反応内容：CR・P

　反応内容とCR・Pについて見てみると、反応内容はA％，H％の高さが著しく、従来の研究と一致した。

　認知症高齢者がブロットに人間像を見るためには、イメージとして人間がかなり明確に主体側に保存していなければならない。認知症高齢者がブロットの細部にこだわりながらも、人間像を見られやすいブロットにだけはWで良質の人間反応を与えていたのは、認知症高齢者の人というイメージの強さゆえであろう。認知症高齢者が人に対する興味や関心を持ち続けていることがここからも推察される。

　CRは精神的老化とともに狭くなると言われているが、今回、有意差は認められなかった。

　Pはやはり認知症群には少ない。先に見てきた形態知覚の失敗による、公共性の障害とも言えよう。

　Ames L.B.（1954）らは、認知症群ではA％とAt％の増加が著しいと報告している。しかし、今回、同様の結果は得られなかった。これは小野（1972）の結果とも一致している。A％やAt％が増えたAmesの結果と、H％が増え、At反応が見られなかった本結果とでは、日米の文化差が影響しているように著者は思うのだが、今のところ何とも言えない。今後の検討課題の一つであろう。

7-3　事例による認知症高齢者の反応の検討

　次に認知症群の典型例を挙げる。

1. 事例1：77歳男性、アルツハイマー型認知症
　＜知能検査＞
　長谷川式簡易認知評価スケール（HDS）11.5 ／ 32.5点、N式精神機能検査66.5 ／ 100点、中度認知症。

＜プロトコル＞

Ⅰカード

(2″) ①コウモリ。(23″) ②ことりや……。(35″) 他見えへん。

質疑：①全部でコウモリ（ブロットの外郭を囲む指示あり）。②この
へんことり（D2付近を囲む指示あり）。「どうして小鳥にみえました
か？」目がある（陰影の濃い部分を2カ所指示）。

スコア：①　W　　　　F　　　　A　　　　P　　　1.0

　　　　②　dr　　　F　　　　A　　　　　　　-1.0

Ⅱカード

(15″) ①こうしとる（身振り）手合わせ。女の人や。女の人が手合わ
せしとる。これ頭やろ (1'04″)

質疑：①ここに人おる（D1 + D3）。これ頭（D1）。これ手（D1）。
「どうして女の人？」わからん。

スコア：①　W　　　　M　　　　H　　　　　　　1.5

Ⅲカード

(28″) ①兄ちゃんが2人いてる (43″) わからんわ。

質疑：①背中、おしり。コタツに入っとるな。ここコタツ（D3）。

スコア：①　W　　　　M　　　　H　　　　P　　　1.0

Ⅳカード

(5″) さあ、何やろうな。(12″) ①これもコウモリやな。(26″)

質疑：①格好がコウモリみたいや。胴体（D4 + d2）、手（d1）、足
（D2）。

スコア：①　W　　　　F　　　　A　　　　　　　-1.0

Ⅴカード

(2″) ①これもコウモリ。(18″)

質疑：①頭（d3）、足（d1）、羽（D2）、ひらげとる（手を拡げ、羽を
広げる身振り）。

スコア：①　W　　　　FM　　　A　　　　P　　　1.0

Ⅵカード

(23″) これ、わからん。(58″) 虫か、なんぞ。(1'05″)

　質疑：①「どうして虫に見えましたか？」わからん。これ足（d2）わからん。［addition］これ皮やろ。上から見たら、裂いた皮や。

　スコア：①failure

　add.　：　　　W　　　　cF　　　　Aobj　　　　P　　　　0.5

　VII カード

　(23")　①これ頭と違うか。（35"）②これ足。（40"）

　質疑：①頭（D2）「何の頭？」コウモリ。②足（d2 + D2 の突起部）。「何の足？」コウモリ。

　スコア：①　　D　　　　F　　　　Ad　　　　　　　　-0.5

　　　　　　②　　dr　　　　F　　　　Ad　　　　　　　　-1.0

　VIII カード

　(18")　＞（30"）＞①これ犬。これ足。（43"）わからん。

　質疑：①ブタ 2 匹かもしれん（D1）。「犬？ブタ？」わからん。頭、足、尾。

　スコア：①　　D　　　　F　　　　A　　　　P　　　　1.0

　IX カード

　(10")　こらわからん。（20"）こらわからん。

　質疑：［addition］コウモリ。「どうして？」コウモリみたいな目がある（D1 上部 d1）。

　スコア：　　　Rej.

　add.　：　　　D　　　　F　　　　A　　　　　　　　-1.0

　X カード

　(23")　①人が入っとる。頭。これ着るもんや。これ足や。これ目や。これ顔（1'05"）。

　質疑：①帽子かぶっとる。頭（D3）。顔、目（D3 内部 S）。これ羽織りみたいなもの。赤い着物（D17）。足。何ぞズボンはいている（D17 と D2 の間の S）。［addition］自転車。前から見たところ（D3）。

　スコア：①　WS　　　F・CF　　　H　　　cloth　　　1.0

　add.　：　　　D　　　　F　　　　obj　　　　1.0

　Like Card：　II,　　　III　　　　Dislike card：なし

コメント

　このプロトコルでは、I, IV, V, VII, IX カードに「コウモリ」が見られ、Perseveration 傾向がうかがわれる。にもかかわらず、II カード、III カードでは良質の人間運動反応が与えられ、X カードでも構成的な人間反応が認められている。他のカードが P レベルの反応か、Perseveration のためのマイナス反応であるのに、ブロット中に人間を見る場合は反応が崩れない。認知症が中度となっても人間運動反応を保持している典型例である。さらに被検者が Like Card にこの II カードと III カードを挙げていることも興味深い。人への関心を持ち続けている認知症高齢者の心性がよく現れていると思われる。

　VI カードでは fail. の後、addition で「皮」の反応が与えられている。これは陰影を感じながら反応できなかったと受け取れるよい例である。

　また、認知症群の d％や、Dd％が増加するという反応特徴も、このプロトコルに見られている。I カードの「ことり」は指示領域が明確でなく、di の目の指摘にとどまっているし、VII カードの「足」は d1 に足を見ながら、D4 に組み込めず生じた dr である。さらに IX カード「コウモリ」も目の指摘しかなく、形態知覚が曖昧で、微小部分を指摘するにとどまってしまう認知症高齢者の特徴を示している。

2. 事例 2：80 歳女性、アルツハイマー型認知症

<知能検査>

　長谷川式簡易知能評価スケール（HDS）18.5 ／ 32.5 点、N 式精神機能検査 77 ／ 100 点、軽度認知症。

<プロトコル>

I カード

　（5"）①木の葉っぱ。②トリのような格好。トリの羽のような（1'00"）。

　質疑：①全部が葉っぱ。②羽のよう（D2）。これ（d3）はトリの一部。胴体（D1）。

スコア：① W　　　F　　　plt　　　　　　0.5
　　　　② W　　　F　　　A　　　P　　1.0

Ⅱカード

（30"）①ケダモノの手の感じ。②花。③これも花。④トリの感じ（1'40"）。

質疑：①黒いところがケダモノ。この格好がケダモノ。ここケダモノの手（d1）。②赤いから花。③赤いから。④足があって、顔の表情ははっきりしないが、トリの感じがする（D2）。

スコア：① D　　　F　　　A　　　P　　1.0
　　　　② D　　　CF　　plt　　　　　　0.5
　　　　③ D　　　CF　　plt　　　　　　0.5
　　　　④ D　　　F　　　A　　　　　　1.0

Ⅲカード

（10"）①人間のような感じ（30"）。

質疑：①人が何かさげているよう。だけど人間にしたら足 1 本だしね。

スコア：① D　　　M　　　H　　　P　　1.0

Ⅳカード

（10"）①床の飾り物。人間のような。ヨロイのような感じ。②木の枝（1'20"）。

質疑：①五月人形だったら顔があるけど、形が似てる。「ヨロイはどうして？」そんな感じがした。②ここ（d1）。形が似てる。

スコア：① W　　　F　　　(H)　　　　　1.0
　　　　② d　　　F　　　plt　　　　　　0.5

Ⅴカード

（5"）トリ（30"）。

質疑：なんのトリかはわからないけれど、頭（d3）、羽（D1）、足（d1）。

スコア：① W　　　F　　　A　　　P　　1.0

Ⅵカード

（15"）①床の置物。②ケダモノ。尾はないけど（1'10"）。

質疑：①全体。何かははっきりしない。②これも全体。ケダモノの顔の感じがする（D2）。

スコア：①　W　　　　F　　　obj　　　　　　0.5
　　　　　②　W　　　　F　　　A　　　　　　　1.0

VII カード

わからない（Rej.）。

VIII カード

よう表現しません（Rej.）。

IX カード

わかりません（Rej.）。

X カード

何ともよう言わん。べつべつですか。なんというか、その表現がし難い。無学ですから（Rej.）。

コメント

　これは典型的な拒否のプロトコルである。VI カードまでに 12 の反応を示しながら、VII カード以降のカードをすべて Rej. で通している。

　VI カードまでの反応は、F を主として M や CF も認められ、形態の崩れもない。被検者はある程度の力を有している人であると言えよう。

　しかし、II カードは初発反応が遅く、赤色部への反応が増えていることから、カラーによる混乱がうかがわれる。また、IV カードでは反応が急に曖昧になっているし、IV カードでも Fc に近い「ヨロイ」という反応を示しながら、これも曖昧に終わってしまっている。陰影反応につまずき、色彩で相当混乱した被検者の様子がよく表れていると言えよう。

7−4　まとめ：認知症高齢者の人格特性

　認知症高齢者はある程度の内的な豊かさを持ちながら、外界に対応する能力が低下し、どう反応してよいやら分からぬ状態になっていると思われる。現実検討能力の低下が著しく、状況をごく限られた部分でしか理解できなかったり、漠然としかとらえていなかったりする。そのために認知症高齢者は適応に失敗しやすい。

　しかし、現実を自分なりの見方でとらえようとする態度が保持されているため、時には勝手な思い込みをし、自分を押し通そうとすることもある。これが周囲には不適切な言動に映り、認知症高齢者のネガティブな評価につながると思われる。

　また、認知症高齢者は感情を刺激される場面では混乱を生じやすい。刺激されてはいるものの、感情をうまく処理することができず、全面的な拒否の態度を取らざるを得ない。反応の中にはコントロールが利かないまま、感情が噴き出す場面もあり、対人関係がまずくなる。それで、認知症高齢者は孤立しがちになってしまう。

　ところが、認知症高齢者は依存欲求や愛情欲求には意外に敏感である。孤立していてもそのような欲求はなお保たれている。しかし、外界への不信感から欲求を素直に示すことができず、「すね」や「ひがみ」の形となって出てくることが予想される。このことも認知症高齢者の評価を下げていると思われるが、認知症高齢者はそういう形でしか欲求を示すことができないのである。

　いわば認知症高齢者は、人への興味や関心を持っているにもかかわらず、現実には人との交流が持てない。さらに、甘えたくても甘えられないため、安定した人との関係を全く持てない状態にある。そこで認知症高齢者の内的エネルギーは内向し、非現実の世界に人を創造すると考えられる。その人との間で依存欲求や愛情欲求を満たし、安定を得ようとしてしまうのである。認知症高齢者にはしばしば作話や過去への逆行が見られ、現実には存在しない人を身近に感じていることがあるが、それはこのような心性によるものだと考えられる。

　従って、認知症高齢者が持っている内的な力は日常生活に生かされることなく、逆にネガティブな評価をもたらすことになっている。もし、より素直に自分の依存欲求を出せるような環境があれば、認知症高齢者はもっと生き生きとした表情を得、安定できるのではないだろうか。

　室伏（1986）は認知症の治療の中で、特に介護の重要性を取り上げ、認知症高齢者の治療と進行予防に人とのつながりがいかに大切であるかを詳しく紹介している。今回の結果からも介護の中で認知症高齢者の依存性を受容し、交流を持つことによって、エネルギーの内向を防ぐことが特に大切であろうと思われた。

第8章　縦断研究：認知症高齢者の経年的変化

8−1　正常老化過程と病的老化過程に関するこれまでの見解

　高齢期の研究は戦後、高齢者の増加に伴いアメリカで盛んに行われるようになった。その影響を受け、日本でも高齢者を研究対象とした研究が行われるようになったが、やはりアメリカと同じような理由で 1960 年代以降、この分野の研究が盛んになった（長嶋 1980）。ロールシャッハ・テストを使って高齢期の人格について、アプローチをした研究は現在まで多くある。初期の研究では、高齢者のロールシャッハプロトコルを年代ごとに比較検討する横断法が主流を占めた（伊藤・杉村 1959、平田 1969）。その後ロールシャッハ・テストに現れる精神老化指標の検討（桑原 1974、下仲 1975、田形 1979）や縦断法である経年的研究（杉山 1976、下仲 1978）が盛んに行われた。その結果、高齢期の精神老化に影響を及ぼしていると考えられるいくつかの因子が報告され、高齢期の人格に関するほぼまとまった見解が得られたと言える（R，M，SumC，P，CR の減少、F％の増加、F＋％の減少）。

　ところが、近年になり、平均寿命の延びと高齢者人口の増加から高齢期の認知症が社会問題として取り上げられてくるようになると、精神老化とは何かという根本的な問題に立ち返らざるをえなくなった。なぜならば、それまで、「精神老化＝認知症化」と考える傾向があまりにも強く、認知症という概念の統一がされないまま老化について語られ過ぎてきたからである。高齢期の認知症は器質的な障害による知的機能の低下を主症状とする精神疾患である。認知症とは狭義には「一度獲得された知的機能が、後天的で器質的な障害によって持続的に低下し、社会生活に支障が生じた状態」を言う。「狭義には」というのは、しばしば認

知症は「一度獲得された知的機能が低下すること」という広義の意味で使われることがあるからである。広義に認知症という言葉を使用する場合、高齢期に必然的に生じてくる知的低下も認知症の範中に入ることになり、「加齢－精神の老化－知的機能の低下－認知症化」という図式が安易に使われることになってしまう。これまで報告された研究でも「認知症」の取り扱い方がまちまちであるため、混乱が見られるのは事実である。

　井上は100歳老人の精神状態の調査に参加し、次のような興味ある記述をしている。「そこでは寿命の極限の姿、正常な老化の最後の姿が調査されたが、一つの大きな発見があった。それは100歳老人の姿が、全体としてボケた老人の姿に近似していることが多かったということである。（略）人格の全体的な統一は、むろん病的なボケた老人よりもよく保たれていたが、ともかく印象としては、痴呆老人の姿に近似している人々が多かったのである」（井上 1980）。生理的な精神老化過程と病的な精神老化過程を体系的に解明することは非常に難しい。今回はこの生理的精神老化過程と病的精神老化過程の差異について、

　1)　病的精神老化は果たして、生理的精神老化の延長上にあると考えて良いか？

　2)　質的に異なるとすればどのような点か？

という点を中心に2例のプロトコルを分析検討し、若干の考察を試みたい。

　同じ年齢の対象者について、どちらも2年～2年6カ月の間隔をおいて再検査をした。事例1は第1回目の検査時に知的低下が比較的軽いアルツハイマー型認知症と診断され、再検査の際に認知症の進行が認められた認知症高齢者のものである。事例2の正常高齢者は最初の検査時から認知症症状がなく、知的低下も認められなかった。再検査の際も同様の状態であった。前者を病的老化過程を示すプロトコルとし、後者を生理的老化過程を示すプロトコルとして次節で検討する。

8−2　事例1：病的老化過程

Y・Y：M37.7. 生まれ、養護老人ホーム在住

　<臨床像>

　老人ホーム入所後、3 人部屋に入所するも同居者といさかいが絶えず、性格的に問題があるのではないかと寮母に連れられ昭和 X 年 A 付属病院精神科受診。知的機能検査、精神医学的検査の結果、アルツハイマー型認知症の初期と診断される。男性の部屋に行き、突然着物を脱ぎ出すという、性的なトラブルも起こっている。食事をしたことをすぐ忘れるなど記銘力の障害も著しい。ケロッとした表情をしている。

　<検査>

第1回　　X+1年9月　83歳2カ月		
知的機能検査　長谷川式簡易知能評価スケール（HDS）	14.0 点／ 32.5 点	
N式精神機能検査	83 点／ 100 点	
認知症判定　　境界		

第2回　　X＋3年12月（2年3カ月後）　85歳5カ月		
知的機能検査　長谷川式簡易知能評価スケール（HDS）	16.0 点／ 32.5 点	
N式精神機能検査	75 点／ 100 点	
認知症判定　　軽度		

　結果は表 8-1 の通りである。

表 8-1　事例 1（認知症高齢者）の量的集計

事例				事例 1（認知症高齢者）				
検査回		第 1 回				第 2 回		
年齢		83 歳 2 カ月				85 歳 5 カ月		
知能テスト	HDS	14.0 点	N 式	83 点	HDS	16.0 点	N 式	75 点
ロールシャッハスコア	R	15	Fk	0	R	17(+4)	Fk	0
	Rej.	0	kF	0	Rej.	0	kF	0
	T1	11.6	k	0	T1	13.4	k	0
	T1a	12	Fc	0	T1a	9.6	Fc	0
	T1c	11.2	cF	0	T1c	17.2	cF	0
	W	11	c	0	W	10(+1)	c	0
	D	3	FC'	0	D	2(+3)	FC'	0
	d	0	C'F	0	d	0	C'F	0
	Dd	1	C'	0	Dd	4	C'	0
	S	0	P	4	S	1	P	3(+1)
	W%	73.3	O	0	W%	58.8	O	1
	D%	20.0	H	5	D%	11.8	H	5
	d%	0	(H)	0	d%	0	(H)	1
	Dd%	6.7	Hd	0	Dd%	23.5	Hd	3
	S%	0	(Hd)	0	S%	5.9	(Hd)	0
	F	5	A	4	F	6(+2)	A	3
	F%	33.3	(A)	0	F%	35.3	(A)	0
	F+%	100	Ad	1	F+%	11.8	Ad	0
	F·L	1.5	(Ad)	0	F·L	0.7	(Ad)	0
	M	5	Plt	3	M	6(+1)	Plt	3
	FM	2	Obj	1	FM	3	Obj	1
	m	0	H%	33.3	m	0(+1)	H%	52.9
	FC	0	A%	33.3	FC	0	A%	17.6
	CF	2	CR	5	CF	2(+2)	CR	5
	SumC	2	その他	1(eye)	SumC	2	その他	1(Art)
	VIII~X%	26.7			VIII~X%	41.2		
	FK	0			FK	0		
	KF	0			KF	0		
	K	0			K	0		

注：（+）は additional 反応（付加反応）

1)　反応数、Rej.、反応時間

＜第 1 回＞

1 カードも拒否することなく、全カードについて反応が可能であっ
た。10 枚のカードに対して 15 の反応を返している。今までに報告され
ている高齢者の反応数は、健常高齢者群で 15.2（平田 1969）、16.3（下
仲 1978）、認知症高齢者群で 11.8（小野 1973）である。R：15 というの
は高齢者では決して少ないとは言えない。また、加齢要因に加えて、認
知症という疾病因を併せ持っているにしては、目の前の状況から逃げ出
さず、能動的に解決しようという意欲的な姿勢が見られる。F・L も 1.5
と平凡反応よりはやや良い位の反応をしている。R や F・L は知的機能
と深く関係すると言われているが、被検者はこの段階では境界レベルの
知的低下しかなく、反応の質は後述するとして、量的には健常高齢者と
あまり変わらない。図版を見てから反応するまでの時間が 11 ～ 12 秒と
いうのは短い。

＜第 2 回＞

反応拒否がなく、すべてのカードに反応を返せているのは前回と同じ
である。むしろ R：17 は増えている。さらに付加反応が 4 つあり、2 年
経っても状況への取組姿勢に変わりはない。しかし、F・L が 0.67 と低
くなっていることからすれば、質的に大きく後退し、代わりに反応数が
増えたと考えてもいいだろう。この時点で知的機能は軽度の認知症レベ
ルまで落ちており、病的知的低下は反応数よりもむしろ F・L に顕著に
現れている。反応時間は Total は 1 秒程度しか変わらぬが、T1c（色彩
図版に対する反応時間）が 11.2 から 17.2 とかなり遅れている。これは
1 回目に 15 秒で反応できた VIII カードが、2 回目で 30 秒と遅れている
ためである。色彩カードに対する反応が困難になっている。

2)　反応領域

＜第 1 回＞

W％が 73.3 とかなりの W 優位である。Dd は全体で 1 つしかなく（IV
カード②）、反応の多くが定形の W 反応である。

＜第 2 回＞

依然として W 傾向は強いが、W％ 58.8，D％ 11.8 と前回に比べて減少し、かわりに Dd％，S％がかなり高くなっている。小野（1973）は認知症群は D 〜 Dd へと知覚把握様式が動きやすいと述べているが、2 年前には dd が 1 つ見られただけであった。W 傾向の強さをこの人が本来持っていた特徴と考えたとしても、Dd の増加は「認知症の進行＝病的老化過程」に大きく関係していると考えられる。

3）　決定因

＜第 1 回＞

M が 5 つ、FM が 2 つと反応の約半数が運動反応である。諸研究では高齢期には運動反応は減少すると言われ、M の減少は一般高齢者の RT 特徴とまで言われている（例えば下仲 1975，p.140）。どの研究報告を見てもこの時期の M の値は 1 〜 2 個程度であるので、Y の場合、運動反応は極端に多いと言える。そして、2 つの FM が姿勢を現すにとどまっているのに対し、M はすべてがダンスをしていたり、向かい合って相寄っていたりと強い運動感を伴ったものであった。色彩反応はやはり少ない。色彩図版への反応の割合も低く、不定形の花ばかりが反応されている。陰影反応はない。形態反応は 5 つで、F％：33.3％と少ない。運動反応が多すぎるためであろう。F＋％：100％より、客観的なものの見方に障害は認められない。

＜第 2 回＞

変わらず運動反応は多く、今回も反応の約半数を占めている。認知症の進行によって運動反応は量的には減少していない。質的には、前回の活発な運動から少し弱まった感じはあるが、それでも FM より運動感は強く現れていた。色彩反応は前回とあまり変わっていないが、色彩図版への反応の割合が高くなっており、色彩の刺激には敏感になっていると言える。前回と同じく陰影反応はなく、F％の値もあまり変わらず、低いままである（35.3）。変化の大きいのは F＋％と F・L で、F＋％は 100％から 11.8％と急激に低下している。1 回目には保たれていた客

観的なものの見方はかなり障害されている。

4) 反応内容・CR
＜第 1 回＞
CR は 5 で、人間、動物、植物、物体、目である。人間反応と、動物反応がともに 5 ずつある。人間像はすべて全身像であった。
＜第 2 回＞
CR はやはり 5 で、変わりはない。目の反応は今回も見られるが、目玉だけというような単独では見られなかった。新たに Art の反応が出ている。H％は 52.9 と増えている。第 1 回の全身像から、架空人間像や、人間部分反応になっており、9 つの人間反応のうち 2 つがマイナスレベルの反応、1 つが O 反応となっているところから、質的には低下しているが、概念自体は保持されていると考えられる。

5) P 反応、F・L
＜第 1 回＞
P は 4 つある。III カードと V カード、VII カードは標準形で現れている。I カードの鳥は、頭がないとこだわったり、羽のことを手と言ってみたりで、P 傾向止まりであった。F・L は先に述べた通り、高い。
＜第 2 回＞
P は 3 つ。I カードはやはり P として反応し難いらしく、取り消されている。III カードは 1 回目と同じだが、V カードは鳥を見ながら明細化で角が生えているし、VII カードでは人間像がお化けになっている。F・L が極端に落ちており、公共的なものの見方をする力は弱くなっている。

6) まとめ
大きな変化のあったのは反応領域（Dd％の増加）と形態水準（F・L の低下）であった。決定因は量的にはあまり変わらない。むしろ形態水準と関係して質的な面が変わる。色彩図版への反応が少し変わるが、色

彩反応がもともと少なく、スコアとしては現れてこない。

8-3　事例2：正常老化過程

S・S：M37.7. 生まれ、特別養護老人ホーム在住

　＜臨床像＞

　ホームでの健康老人調査のときに快く引き受けてテストを施行してくれる。穏やかでおっとりした感じの老婦人。全体にエネルギーは感じられないがきっちりと丁寧な応対をし、ホームでも問題なく適応している。

　＜検査＞

第1回　　X+1年9月　83歳2カ月	
知的機能検査　長谷川式簡易知能評価スケール（HDS）　　32.5点／32.5点	
N式精神機能検査　　　　　　　　　　　　100点／100点	
認知症判定　　正常	

第2回　　X+4年3月（2年6カ月後）　85歳8カ月	
知的機能検査　長谷川式簡易知能評価スケール（HDS）　　32.5点／32.5点	
N式精神機能検査　　　　　　　　　　　　100点／100点	
認知症判定　　正常	

　結果は**表8-2**の通りである。

表 8-2　事例 2（正常高齢者）の量的集計

事例					事例 2（正常高齢者）				
検査回		第 1 回					第 2 回		
年齢		83 歳 2 カ月					85 歳 8 カ月		
知能テスト		HDS 32.5 点	N式	100 点		HDS 32.5 点		N式	100 点
ロールシャッハスコア	R	11+6	Fk	0	R	13	Fk	0
	Rej.	0	kF	0	Rej.	0	kF	0
	T1	20.1	k	0	T1	10.1	k	0
	T1a	20.0	Fc	2(+1)	T1a	6.8	Fc	0
	T1c	20.2	cF	0(+1)	T1c	13.4	cF	1
	W	5(+5)	c	0	W	8	c	0
	D	6(+1)	FC'	0	D	4+1	FC'	0
	d	0	C'F	0	d	0	C'F	0
	Dd	0	C'	0	Dd	1+1	C'	0
	S	0	P	4(+1)	S	0	P	6
	W%	45.5	O	0	W%	61.53	O	0
	D%	54.5	H	0	D%	30.76	H	0
	d%	0	(H)	0	d%	0	(H)	0
	Dd%	0	Hd	0	Dd%	7.7	Hd	0
	S%	0	(Hd)	0	S%	0	(Hd)	0
	F	3(+4)	A	8(+4)	F	6	A	10
	F%	27.3	(A)	0	F%	46.2	(A)	0
	F+%	33.3	Ad	0	F+%	83.3	Ad	1
	F·L	0.8	(Ad)	0	F·L	0.8	(Ad)	0
	M	0	Plt	3(+4)	M	0	Plt	1
	FM	4	Obj	0	FM	5	Obj	1
	m	0(+4)	H%	0	m	0+2	H%	0
	FC	0	A%	72.7	FC	0	A%	84.6
	CF	2	CR	3	CF	0	CR	3
	ΣC	2	その他	1(Aobj)	ΣC	1	その他	0
	VIII~X%	45.5			VIII~X%	38.46		
	FK	0(+1)			FK	0		
	KF	0			KF	0		
	K	0			K	0		

1）反応数、Rej.、反応時間

＜第 1 回＞

反応は 11 である。Rej. もなく、各カードに反応できているが、事例
1 の 1 回目と比べると少ない。ただ、付加反応が 6 つもあり、これを含
めると逆転する。初発反応時間もかなり長く、20 秒を必要としている。
Ⅰカードと Ⅳ カードに反応の取り消しが見られ、迷いも多い。反応の
少なさと反応時間の遅さはこの迷いからきていると考えられる。

＜第 2 回＞

13 の反応をしている。前回のような付加反応はない。迷いはやはり
多いが、以前見られた考え込んで辻褄を合わすという態度はなく、あっ
さりしている。初発反応時間も早くなり、あまり考え込まずに反応をす
るようになっている。

2）反応領域

＜第 1 回＞

W％ 45.5，D％ 54.5 と D 優位の反応形態である。d や Dd はない。全
体を統合し、まとめるよりも、部分的に確実な反応をするという様式で
ある。

＜第 2 回＞

W％と D％が逆転している。W 傾向が強まり、D が減っている。dr
も 1 つ現れているが、それよりも W％の増加が著しい。事例 1 では dr
が急増しているが、それに相対する動きとして考えられる。

3）決定因

＜第 1 回＞

健常高齢者ということで予想していた M が現われない。Ⅲ カードに
も P の人間反応が見られていないところからすると、加齢による老化
とするより、本来の性格傾向によるものではないかと思われた。代わり
に FM 反応と付加で m 反応が見られる。色彩反応はやはり少なく、CF
が 2 つ見られるだけであるが、色彩図版の反応率（Ⅷ ～ X％）は 45.5

と高い。Fc が 2 つ見られる。1 つは VI カードの毛皮で、もう 1 つは IX カードの丸っこいつぼみである。また、重なっている感じも IX カードで述べられ、付加ながら K も見られた。運動反応と形態反応に偏っていた事例 1 に比べ、決定因に幅がある。ところが、F 反応に関しては少ないうえに付加が多い。F+％は 33.3％しかなく、F・L も 0.8 と低すぎる。厳密かつ慎重ゆえに迷いが生じ、取り消されたり混乱したりという状態に陥ったのではないかと思われる。

　＜第 2 回＞

　全体の傾向はほとんど変わっていない。迷いがなく、あっさりした分だけ、取り消しもなく、F％が増加している。F+％が 33.3 から 83.3 に増加したのは、細かな吟味よりも全体的な印象に基づいた反応に変化した結果であると思われた。M がないのは 1 回目と同じである。FM も変わらず保持されており、m も現れている。色彩反応は前回からも少なかったが、さらに少なくなり、色彩図版反応％も 45.5 から 38.5 に低下している。K は消失したが、Fc は cF に変化しながらも現れている。F・L 0.8 は前回と変わらない。1 回目から形態の知覚という面では弱さが見られたが、進行はしていない。

　4）　反応内容・CR

　＜第 1 回＞

　人間反応が全くなく、動物反応ばかりである。植物と、動物加工物が 1 つ見られた。A％ 72.7 というのは、知的機能低下のない S・S にしては高すぎる。CR が 3 というのも低い。

　＜第 2 回＞

　同じく人間反応は全くない。動物、植物、動物加工物である。CR は変わらない。A％はさらに増加し、84.6 にまでなっている。この辺りに、生理的老化の特徴があるように思われる。

5)　P反応、F・L

＜第１回＞

付加を加えて５つのP反応がある。付加反応のPは取り消されたIカードの蝶の反応であった。Iカードでは次にコウモリの反応が現れているし、V，VI，VIIIカードにそれぞれP反応が現れている。F・Lは先にも述べたように低い。

＜第２回＞

６つのP反応が見られている。IIカードとXカードに新たにP反応が現れている。F・Lも低下してはいない。公共的なものを見る力は保持されている。

6)　まとめ

１回目は予想に反してMがなく、形態の知覚に弱さの見られるプロトコルとなった。これは、慎重かつ厳密に反応をしようとしたために、逆に迷ってしまった結果と受け取れる。良い見方をすれば、Reality Testingが強いがゆえに起こる、融通の利かなさであると言えよう。生理的老化の過程で大きく変化していたのは、W％，F％，A％の増加である。細かなことが気になる反応様式から、大雑把な印象からくる反応様式となった。２年の間に形態知覚の能力が衰えることはなく、弱いながらも公共性を失ってはいない。

8-4　正常老化と病的老化の経過の相違について

　事例１と事例２の老化過程で大きく異なっていたのは、反応領域、形態反応、形態水準、反応内容であった。決定因はF％の増加以外それと分かるほどはっきりした変化はなく、また、個人的な性格要因が強く保持されていたと言える。以下、先に挙げた２つの問題点に従って考察を進めることにする。

　まず、「1) 病的精神老化は果たして生理的精神老化の延長上にある

のか」という点である。実は今回の事例検討の方法には、少々無理がある。厳密に比較検討するのであれば、事例1で知的機能の正常な状態のプロトコルが必要であったし、かなり長い期間を経て、事例2のS·Sに認知症という診断が与えられることなく、生理的老化の極限の果てに今回病的老化過程として取り上げたような特徴を示すか否かをまで見極める必要がある。しかし、臨床現場の性格上、お会いしたときには既に発症しているという状態であるので、事例1の1回目のプロトコルは既に疾病による影響をずいぶん受けてしまっているし、事例2についても現段階では時間的にどうしようもないという理由で、残念ながら、今回の比較では発症の時点で、その影響を受けたものが何であったかは分からないし、事例2の生理的老化がこの先どういうプロセスをたどるのかも分からない。

　今回の範囲のみで考えると、もし、病的老化過程が生理的老化過程の延長上に起こるならば、事例1のプロトコルに生理的老化過程に現れたW％の増加や、F％，A％の増加が、高いW％、高いA％という形で現れてもよいと思われる。W％の高さは見られており、生理的老化の結果とも考えられるが、A％への影響は考え難い。また、逆に病的老化の特徴が、量的にわずかでも生理的老化の特徴として見られるかというと、事例2の2回目にdrは1つ見られている。これをどう考えるかは難しいが、急激な増加や、F·Lの急激な低下は見られていない。このことから考えて、病的老化過程はもちろん生理的老化過程と重なる部分はありながらも、単に生理的老化の加速した状態というのではなく、質的に異なる部分があると考えられるのではないかと思う。

　次に「2）質的に異なる点について」である。今まで見てきたように、生理的老化の事例の場合、W％とF％，A％が増加した。これは、それまで状況を判断するときに、細かな部分にも気を配り、具体的に解決を行っていたものが、あまりコミットせず、漠然と状況をとらえ、紋切り型に当たり障りなく処理をするという方向に移りゆくことを示している。病的精神老化を示す事例では、Dd％が増加し、F·Lが急激に低下した。これは明らかに状況理解が困難になることを示している。Dd％

というのは、普通の見方とは少し違い、よく言えば独自の見方、悪く言えば勝手な見方をする割合のことである。病的老化ではおそらく間違いなしにこの反応は増えると考えてよいと思う。そして、そのような見方が周囲に通用し、理解しやすいものかと言えばそうではない。F・L というのは、そのものの見方が、どれだけ周囲に通用するかを示している。生理的老化過程ではこの値は低いながらも保持され続けるが、病的老化ではこれが極端に落ちる。そのために、病的な精神老化過程では、周囲には通用しにくい勝手な見方をする傾向が強まっていくと考えられる。様々な認知症症状と言われている現象も、このような現実検討の低下が原因となっているのではあるまいか。

　事例 1 の場合、1 回目の検査では、F・L は高く、M は多かった。2 回目の検査では、M は量的に保たれながら、F・L は落ちている。M は、頑固に自分の信念を曲げないような性格を表すので、周囲に通用しないまま、頑固に勝手なものの見方を貫くという状態となり、華々しい認知症症状が繰り広げられるであろうことが想像できる。認知症の進行によってこの傾向が強まると、おそらく老人ホームでの生活は困難になるだろう。

8−5　ロールシャッハ反応の改善が見られた認知症高齢者

1.　症例経過

　T さん：女性、81 歳、アルツハイマー型認知症

　T さんは 73 歳のとき、養護老人ホームに入所した。昔は学校の先生をしており、教養も高く、ホームでは編物、書道、茶道と活発なクラブ活動も続けていた。しかし、79 歳のとき、同じことを何度も言ったり、お金がなくなると言い出したりしたため、ホームの皆に「ボケた」と言われるようになる。同 7 月、精神科を受診。知能検査では長谷川式簡易知能評価スケール 29.0 点／ 32.5 点、N 式精神機能検査 90 点／ 100 点と、知的機能の低下はさほど見られなかったが、症状から見てアルツハ

イマー型認知症の初期ではないかと診断された。後々のフォローアップで、Ｔさんがアルツハイマー型認知症であることが確認される。

　8月頃には「ここには友人がいない。寂しい」、「娘のところに行きたい」など、ホーム内の人間関係が思うようでないことを寮母に訴えている。9月、編物も思うように進まず、数が分からなくなる。10月には指示しないとじっと座り込んだままという状態が続いた。このような状態で半年あまり養護老人ホームで生活したが、認知症のための介護が常に必要となり、翌年6月、特別養護老人ホームに入所した。

　入所後は全く落ち着かず、自分の部屋も分からなかった。50分間に十数回も廊下を行き来している状態は1日中続き、隣のベッドのＡさんをはじめ、同室者がＴさんをうっとうしがった。入所して2カ月しても落ち着かず、便所に何度も行くという行動が見られるようになる。やがて失禁が始まった。9月になってもまだ食堂、ベッド、トイレを往復する日々が続き、あまりの不安定さに寮母からの依頼があり、知能検査、ロールシャッハ・テストを施行した。プロトコルは後に報告するが、このテストの結果、Ｔさんの部屋が替えられた。

　部屋が替わった後のＴさんは、以前のような激しい徘徊は見られず、比較的落ち着いたようである。失禁はなお続いたが、部屋を替わって3カ月目で表情は穏やかになり、じっとベッドに座っているなど、安定しているようであった。

　時々、身体の調子が悪く不眠が続いたり、ブザーを押して寮母を呼び続けることがあったが、同室の人は様々な気遣いを見せている。特にＢさんはＴさんの調子が悪そうなときなど、「熱があるみたい」と看護婦に言いに行くなど、Ｔさんの面倒をよく見ていた。

　だが、残念なことに認知症は進行しているようであった。転倒が多くなり、食事も上手に食べられなくなった。食堂ではじっと1時間以上も椅子に座っており、自ら話すことは全くない状態である。前回の検査から7カ月が経過していたが、Ｔさんの認知症の進行状態を把握するために再び知能検査を施行し、同時にロールシャッハ・テストも行った。

2. 知能検査から見た経過

　知能検査は長谷川式簡易知能評価スケールと、Ｎ式精神機能検査を施行している。長谷川式簡易知能評価スケールでは第 1 回目（X 年 9 月 81 歳 6 カ月）21.0 点／ 32.5 点が第 2 回（X＋1 年 4 月 82 歳 1 カ月）には 15.0 点／ 32.5 点まで低下している。またＮ式検査では 1 回目 71 点／ 100 点が第 2 回目には 60 点／ 100 点とやはり点数が低くなっている。

　具体的には第 1 回目の検査では場所や年齢、ホーム入所年などがかろうじて答えられていたが、第 2 回目の検査ではそれらが分からなくなっている。また、時計が読めなくなっているほか、記憶再生力も低下し、作話の傾向も認められた。

　知的機能の低下はやはり半年間に進行し、認知症の程度は第 1 回目検査時の軽度から第 2 回目検査時中度に移行しつつあることが明らかになっている。

3. プロトコル　＊スコアリングはクロッパー法による

Ⅰカード

第 1 回（X 年 9 月）

(15") ちょっと怖い顔。

質疑：耳（D5）、目（中央上、S × 2）、口（中央下）。

スコア：　　WS　　　Fm　　　Ad　　　　　　1.0

第 2 回（X＋1 年 4 月）

(2") コウモリ。

質疑：ここらへん羽（D2）、頭（D6）、胴（D4）。

スコア：　　W　　　F　　　A　　　P　　　1.0

Ⅱカード

第 1 回（X 年 9 月）

(7") ピエロみたい。ちょっと怖い顔。

質疑：角（D2）、鼻（S）、口（D1）、目はない。

スコア：　　WS　　　Fm　　　Hd　　　　　−0.5

第 2 回（X＋1 年 4 月）

(15") 人の顔

質疑：これ目（D2）、鼻（S）、口（D1）。

スコア：　　WS　　　F　　　Hd　　　　　　1.0

<u>Ⅲ カード</u>

第 1 回（X 年 9 月）

(15") これが口（D3）。

質疑：顔。ちょっと怖い顔。頭（d2）、鼻（D1）。このあたりに目がある（d2 と D1 の間、S）。口（D3）、頬（D3 と D5 の間、S）。

スコア：　　WS　　　Fm　　　Ad　　　　　-1.0

第 2 回（X＋1 年 4 月）

(13") 人がふたりいて何かこしらえとる。

質疑：人（D8 × 2）、これは臼（D3）。

スコア：　　W　　　M　　　H　　　P　　　1.5（0.5 は Organization）

<u>Ⅳ カード</u>

第 1 回（X 年 9 月）

(15") ①怖い顔。コウモリみたい。

質疑：①目（中央内部）、鼻（D4）。このあたりに口がある（D1 から D2 にかけて）。ここなし（D3）。

②ここ（d1）コウモリの角、このへん関節、あし（D3）。

スコア：①　W　　　Fm　　　Ad　　　　　-1.0

　　　　　②　W　　　F　　　A　　　　　　-0.5

第 2 回（X＋1 年 4 月）

(5") コウモリ。

質疑：頭（D2）、胴（D4）、羽（D2 上方も含む）向こう向いてるの。

スコア：　　W　　　F　　　A　　　　　　1.0

<u>Ⅴ カード</u>

第 1 回（X 年 9 月）

(11") コウモリ。

質疑：胴が短い（D1）、羽が大きい（D2）。

スコア：　　W　　　F　　　A　　　P　　　1.0

第 2 回（X＋1 年 4 月）

(2") チョウチョ。

質疑：胴（D1）、羽（D2）。

スコア：　　W　　　　F　　　　A　　　　P　　　1.0

<u>VI カード</u>

第 1 回（X 年 9 月）

(11") トンボが止まっている。

質疑：羽もあるしトンボ（D2）。顔とは違うな。顔やったらな、鼻のところにトンボが止まっている（D4、鼻）。

スコア：　　D　　　　FM　　　A　　　　　　　　1.0

第 2 回（X＋1 年 4 月）

(10") トンボ。ここんとこ口でくわえてる。

質疑：トンボ（D2）、何かがトンボくわえてる。トンボのしっぽ（D2 下部）。口（D1 上部）。

スコア：　　W　　　　FM　　　A　　　　　　　　1.0

<u>VII カード</u>

第 1 回（X 年 9 月）

(8") これ顔。

質疑：頭の髪（D2 ＋ D3）。目（中央 S に 2 カ所指示）。口（S、下方 edge）、ひげ（D1）。

スコア：　　WS　　　F　　　Ad　　　　　　　−1.0

第 2 回（X＋1 年 4 月）

(20") 何かの口。

質疑：全部口（手でなぞる）。

スコア：　　W　　　　F　　　Ad　　　　　　　0.5

<u>VIII カード</u>

第 1 回（X 年 9 月）

(25") ①何かの実やね。②これ頭。

質疑：①全体。この形から（外部 edge を指でたどる）。②これ頭（D5）。目（D4 内部）、髪（D1）。この辺に口がある（D6 内部）。ひげ

（D7）。

スコア：① W　　　　F　　　plt　　　　　　-1.0

　　　　　② W　　　　F　　　Ad　　　　　　-1.0

第 2 回（X + 1 年 4 月）

（9"）くだものみたいだねえ。

質疑：ここ葉（D4）、これトマト（D1 + D2）。色が似てる。

スコア：　　　dr　　　FC　　　plt　　　　　　-1.0

<u>Ⅸ カード</u>

第 1 回（X 年 9 月）

①これ葉っぱ。②これ口。これ顔。

質疑：①この形がな、葉っぱ（D1）。実（D2）。②ちょっと怖い。髪（D2）。目（D1 内部）、鼻（D7）、頬（D1）、口（D6 上 S）。口のひげ（D6）。

スコア：① dr　　　　F　　　plt　　　　　　0.5

　　　　　② WS　　　Fm　　　Ad　　　　　　-1.0

第 2 回（X + 1 年 4 月）

花、これ葉っぱ。

質疑：花（D2）、葉（D1）。花（D6）。色が似てる。

スコア：　　　W　　　CF　　　plt　　　　　　0.5

<u>Ⅹ カード</u>

第 1 回（X 年 9 月）

（8"）①これ頭（D3）。ここに目がある（D3 内 S）。これが着物、ズボン（中央 S）。模様（D10, D12）じんべさん（D17）、ひも（D8）、何か持ってはるね（D1）。

②これ花（D15, D11）、虫。

スコア：① dr　　F → M　　　　plt, cloth 1.0

　　　　　② dr　　　F　　　　　plt, A　　0.5

第 2 回（X + 1 年 4 月）

（8"）人がじんべさん着てる。何か持ってはるわ。手品してるみたいなね

質疑：頭（D3）、何か持ってはる（D1）、じんべさん。形が似てる
（D17）。

スコア：　　dr　　　FM　　H, cloth　　　　　　1.0

<u>＜量的分析＞第 1 回</u>

R：14, W：5, WS：5, D：1, dr：2, drS：1, M：(1), FM：1,
Fm：5, F：8, H：1, Hd：1, A：3, Ad：6, plt：3, P：1,
F・L：-0.14, （VIII ～ X）％：42.9％, Rej.・Fail.：なし, F％：57.1％,
F+％：14.3％, （H + A）:（Hd + Ad）= 4：7

<u>＜量的分析＞第 2 回</u>

R：10, W：7, WS：1, dr：2, M：2, FM：1, F：1, FC：1, CF：1,
H：2, Hd：1, A：4, Ad：1, plt：2, P：3, F・L：0.75,
（VIII ～ X）％：30.0％, Rej.・Fail.：なし, F％：50.0％, F+％：80.0％,
（H + A）:（Hd + Ad）= 6：2

4.　考察

1)　第 1 回のプロトコルについて

　Klopfer B.（1954）によると一般成人の平均反応数は 20 ～ 45 である
が、高齢者の場合は健康群で 15 ～ 16（平田：15.2、桑原：15.9、下仲：
16.2）が報告されている。また、認知症高齢者の場合、反応数は低くな
ると言われており、小野（1972）の報告では 11.8 となっている。T さ
んの反応数は 14 あり、拒否や失敗はなかった。特に全色彩図版では生
産性が増しており、T さんなりのやり方で場面に参加しようという意欲
が保たれていると思われた。

　反応領域は VI カードの D, IX・X カードの dr・drS を除いて WS か
W である。Baker G.（1956）は脳器質疾患のロールシャッハ反応に特
徴的な 26 の指標を見いだしているが、その中に図と地を弁別すること
の困難さを挙げている。これは未分化空白反応が曖昧な W 反応と結合
した反応であるが、今回のプロトコルでは顔の反応の大部分がこの反応

と考えられた。また VI カードでは初めて D 反応が認められたが、質疑の段階では下部 D1 にも言及され、これも Baker の指標のインク像の分割不能に近いと思われる反応である。

　反応領域から見ると器質障害の影響がずいぶんあると思われるが、陰影図版や色彩図版で把握型が変わっていることは注目される。これについては後で述べる。

　次に体験型である。まず目につくのは F+%：14.3%，F・L：-0.14 という形態知覚の悪さであろう。これは「怖い顔」という固執反応が 10 図版のうち、7 図版まで与えられたことによる。すべてブロットに概念を適合させようという努力は見られるのだが、不正確なものに終わってしまっているのである。

　形態反応は外界をありのまま、客観的に受け入れる態度に通ずるものであり、この反応が崩れるのは周囲の状況を一般的、常識的に受けとめることが困難になっている状態を示している。T さんの形態反応の崩れからすれば、生活面での不適応は容易に察せるし、またその程度も著しいであろうと思われる。

　ところで、T さんには運動反応がいくつか見られる。VI カードの「トンボが止まっている」という FM や、X カードの「何か持っている」という M 傾向、それに固執反応の「怖い顔」に伴って Fm 反応が 5 つ与えられている。運動反応は動きのないブロットに勝手に動きを与えてみることから、外界を自分の思うように受け入れる、主観的な態度に通じると言われている。周囲の状況を自分なりに見ようとする態度は S さんにも少しは残されているようである。

　ところが、T さんの 5 つの Fm は、表情に抽象的な不吉な力を認め、それに脅かされているというものである。このような場合、運動感覚が主観的な自分なりの見方をする態度を示すと言っても、主体の在り方が M 反応や FM 反に比べてずいぶんと違う。プロトコルから明らかなように、主体は制御の及ばない力に圧倒されており、自分でコントロールできない内部の動きに振り回されている状態にあると言える。よって T さんは状況を自分の思い込みで受け入れることがあるが、この思い込み

は主体的で能動的な働きかけではなく、むしろ主体を脅かす、受動的な
ものとしてしか受けとめられない傾向が強い。このために不安も強く、
常に被害感から抜けきれない状態が続いているとも考えられよう。

　さて、ロールシャッハ反応では色彩反応が環境との関係、特に対人関
係場面での情緒的な関わりを示すと言われている。しかし、このプロト
コルには色彩反応は 1 つもない。だから T さんが日常生活で怒ったり
泣いたりという情緒的な反応を示すことはまずないであろう。ところが
VIII カードでは反応時間が 25 秒と遅れているし、VIII カードに「実」、
IX カードに「葉」という反応が与えられている。IX カード、X カード
では把握型が dr となっているし、図版の色に対する感受性のあること
はほぼ間違いないと言っていい。

　環境からの刺激に一般的な反応を示す場合、全色彩図版への反応は全
体の 30 〜 40％と言われている。T さんの場合、色彩反応で生産性が増
しており、42.9％であった。ここからも T さんが環境からの刺激を十分
受けていることが考えられる。

　おそらく T さんは対人関係の中でかなり動かされ、精神活動が活発
になるのだが、感情を直接表現するよりはそれらを内に秘めたまま、
黙々と対応しているのであろう。色彩図版の把握型の変化は、情緒的刺
激による T さんの「揺れ」を示しているように思われる。VIII カード、
IX カードで色彩の影響を強く受けたと思われる反応が第 1 反応に与え
られ、すぐ「顔」の反応になっている辺りは、T さんの感情の動きが不
安による緊張のために止められてしまった感じである。

　陰影反応は周囲への愛情期待を示すと言われているが、T さんには
この反応も見られない。けれども VI カードではそれまで W 傾向の強
かった T さんが突如、陰影の強い下部を避けて D 反応を出しているし、
VII カードでは「顔」の反応に初めて「ひげ」が加わっている。やはり
陰影に対しても刺激は受けているが、避けたり、また時にはチクチクと
痛く感じられるものとして受けとめられているようである。

　先から見てきた反応と考え合わせると、T さんにとっては周囲の受け
入れはあまりよくなく、期待するような優しい待遇が得られないままに

終わっていることが推測される。

　またTさんの反応内容は 10 枚中 7 枚までが「顔」である。これは人間の顔とも、動物の顔ともはっきりした指摘はないが、頬や髪、ひげの指摘からおそらくは人の顔であろう。高橋（1981）は「にらんでいる顔」というのは「外界を危険なものと感じ、他人への猜疑心を有すると考えられている」と述べているし、Phillips L. & Smith J.G.（1953）も顔の反応が多い場合は、「不安や疑いの態度が現れているようである」と述べている。やはりTさんには周囲の人間に対する不信感が相当強いと考えざるを得ない。常に人から脅かされているという意識がTさんを不安にし、強い緊張をもたらしていると考えられる。

　以上のような観点から、次のようなことが言えよう。Tさんは認知症による精神機能の低下のために現実吟味能力が弱まり、ありのままに状況をとらえることが難しくなっている。にもかかわらず、自分なりの見方で物事を見るという態度がわずかながら残っているうえに、他人の情緒的な言動にも敏感である。そしてそのためにTさんは他人に脅かされていると思い込み、周囲の人々に対する不信感を募らせ、不安が強まっていったのだろう。この不安のために緊張は高く、感情の自由な表現もできないまま、結局何を見ても「脅かされている」としか感じられなくなってしまったようであった。

2）　第2回のプロトコルについて

　反応数は前回の 14 から 1 図版 1 反応の 10 へと低下している。知能検査では認知症の進行が認められたが、この反応の減少も知的低下に伴う生産性の低下と受けとめられる。全図版を通して前回のような細部の指摘はなく、指摘部分が大雑把になっている。桑原（1974）は老人がブロットの細部にこだわることについて「細部へのこだわりは老人の現実への参加の現れとして解釈される」と述べているが、そのような観点からすれば、Tさんの現実への参加意欲は第1回目に比べて低下したと言えよう。

　しかし、反応の質は前回よりもむしろよくなっている。「怖い顔」の

Perseveration は消失し、場面に応じた反応が出せるようになっている。

　形態反応は第 1 回目では perseveration のために崩れが目立ったが、今回はぎりぎりのところでマイナス反応とならないものが多く、F+％：80％，F・L：0.75 と前回よりも値は高くなっている。以前よりはその場その場の状況が分かるようになっており、極端に間違った受け入れ方をすることはなくなっていると思われた。

　反応領域は以前と同じく W 傾向が強い。形態水準も高くはなく、やや状況は前より分かるようになってはいるが、場面を漠然と知覚する以上のことはでき難い状態にあると言えよう。物事を具体的・現実的に把握することは難しい。

　ところで第 1 回と同様、色彩図版 dr が 2 つ出されている。VIII カードでは領域が dr となる他、F・L もマイナスに落ちており、T さんが色彩の受け入れになお戸惑ったことを示している。これについては後に述べる。

　さて運動反応であるが、第 1 回の Fm が Perseveration の消失によってなくなり、M が 2 つ、FM が 1 つという結果になっている。III カードには平凡反応の人間像が現れ、VI カード、X カードの運動も前回より強く出ている。先にも述べたが、運動反応は状況を自分なりに受けとめる態度に通じている。M はそのような態度に使われるエネルギーが自分の中でうまくコントロールされていることを示し、FM は自分のものとしては感じられないため、他人のものと感じられ、さらに m は自分のものとも他人のものとも感じられないため、漠然とした力として感じられることを示していると考えられる。m が消え、かわりに M が生じていることは T さんが理由の分からない力、すなわち不安に振り回されることなく状況を落ち着いて主体的に受けとめられるようになっていることを表している。M の内容も、「人がふたりで何かを作っている」という共感的なものであり、T さんが漠然とではあるが、周囲の状況をポジティブにとらえていることが察せられるのである。

　そこで対人関係に通じる色彩反応を見てみると、FC と CF が 1 つずつ与えられている。もともと色彩には敏感であった T さんだが、この

時点で色彩反応が出せており、日常生活では周囲により情緒的な反応を返せるようになっていると思われた。しかし、反応の形態水準は低く、特に最初の全色彩反応であるVIIIカードは、把握型が崩れた上にマイナスの反応となってしまっている。色彩図版へのショックと考えられよう。

　先から見てきたように、Tさんは客観的な知覚能力がかなり低下している。そこへ感情の動きが加わり、感情表出はできるものの、それは状況を見極めてコントロールできるものではない。また、色彩が初めて現れるVIIIカードでは「人の顔」の反応が残されている。赤色部が目と口に使用されていることからも、まだ人との関わりには多少不安が残されているようにも思われる。

　陰影図版からもTさんの情緒面が以前のような緊張を帯びたものでないことはうかがわれる。父親図版と呼ばれる権威的なIVカードで、コウモリは後ろ向きになっており、脅かされているような感じはない。さらにVIカード、VIIカードでは口唇的な反応が出されている。Tさんの甘えたい願望がストレートに表されているようである。

　平凡反応も1個から3個に増えており、(H + A)：(Hd + Ad)の値も好転している。不安が消失するにつれ、一般的な状況の受け入れができるようになっているようである。

　周囲の状況をポジティブに受けとめ、依存欲求や感情を表現し難い状況にあると言えよう。ただ、まだこの時点でやはり対人関係には不安が伴っていることも確かであり、他人との情緒的な交流にずれが生じることも多々あろうと考えられる。

　3)　各図版について
　ここでは各図版について、第1回目と第2回目とを比較しながら述べることにする。先に述べてきたことと重なる部分も多いので、ごく簡単にそれぞれについて触れる。

Ⅰカード

1回目は15秒かかってWSで「ちょっと怖い顔」である。2回目は2秒でPのコウモリであった。Ⅰカードの最初の反応からは新しい場面に対する態度を知ることができるが、多くの人が認める平凡反応を出せるか否かは重要である。1回目は最初の反応から怖い顔が出されており、新しい場面への対処に不安を感じていることがここからもう理解される。2回目は2秒という短い時間に平凡反応を出せており、1回目に比べて吟味の時間は短くなっているものの、一般的な受け入れのできる状態を示していると考えられよう。

Ⅱカード

どちらも顔の反応で、指摘部位にあまり変わりがない。D2の角が目になっただけである。1回目はⅠカードでかかった時間の半分で、「ピエロみたい」というユーモラスな反応が出たが、それが急に「ちょっと怖い顔」となった。著者はピエロの怖い顔と受け取ったが、最初の色彩図版であり、赤色部とピエロが何か関係していたかもしれない。後のⅧ，Ⅸカードの反応と同様、色彩に刺激された後、顔の反応が出てきたとすれば、ピエロと顔の反応は別々の反応ということになる。色彩に対するTさんの態度を考えると、後者の可能性が強い。質疑段階での確認が必要であった。1回目の反応がすんなり与えられたのに対して2回目は逆にⅠカードより時間を要している。顔に表情はなく、角は消えたが目が出ており、脅かすものではないが、見られているという感じを伴う反応となっている。またどちらの反応も赤色部と白部のみの指摘である。Tさんが赤色に対して敏感であり、元来対人関係に敏感であった人のように思われた。

Ⅲカード

同じくらいの反応時間で「怖い顔」と「人がふたりで何かこしらえとる」というもので、極端な変化を示した図版である。この図版は最も人間像が見られやすく、Klopfer B.（1954）はこの図版にMが見られない

ときは、対人関係に何らかの問題があるとしている。1 回目は人間像への言及が全くなく、T さんの他人への不信感がいかに強いものであったかが理解されよう。さらにこれらの反応は、認知症が進んでも環境の支持により、本来持っていたエネルギーを十分回復できるということを示しているように思われる。

IV カード

1 回目は 15 秒かかって怖い顔、コウモリであったが、2 回目は怖い顔が消え、5 秒でコウモリだけが反応として与えられている。同じコウモリであるが、1 回目はコウモリの角や足の指摘があり、破壊的な明細化のためにかえって形態水準が低くなっている。15 秒というのも吟味に要した時間と受けとれ、吟味の能力があるがゆえに形態水準を下げる結果になってしまったと考えられる。

V カード

11 秒でコウモリが 2 秒でチョウチョとなった。この図版は最も形態が明確であり、平凡反応が出されやすいと言われているが、1 回目はやっとここで Perseveration が切れ、平凡反応が出されている。1 回目の検査では T さんの F+ 反応はこの反応だけだった。よってこの時期、T さんが状況をありのままに正しく理解することは、よほど明確な場面でない限り無理であると言える。2 回目では瞬時に IV カードのコウモリとは別な、チョウチョが現れており、受け入れの早さと柔軟さが感じられた。

VI カード

これも 2 回ともよく似た反応で、D2 にトンボを見ている。1 回目は D1 部を「顔とは違う」と否定しながらも、鼻のところにトンボが止まっていると言い、2 回目は何かがトンボをくわえていると D1 部に言及しているあたりもよく似ている。もともと T さんは陰影図版に苦労するタイプの人であったのではなかろうか。おそらく最初は陰影を避け

たのであるが、ブロット分割できず、言及せざるを得なくなったのであ
ろう。2 回目は依存欲求が刺激されたのか、「口」がトンボをくわえて
いるという口唇的な反応になっている。

VII カード

　この図版は「母親図版」とも呼ばれるくらい母性的なものに関係する
ものである。1 回目にはわざわざ S の部分に目を想定し、ひげまでつけ
た顔という反応である。それまでの反応はすべて「怖い」と言われてい
たが、ここでは指摘がないのも、何か図版の持つ優しさを感じていたか
らではないだろうか。2 回目は一転して全部口という口唇欲求の強い反
応に変わっている。反応するまでに 20 秒もかかっており、陰影を目に
してから口という依存性の高い反応を出すのに、やや抵抗があったと考
えられる。

VIII カード

　1 回目の反応時間は 25 秒で、それまでの反応時間に比べてやや遅く
なっているが、2 回目は 9 秒と早い。これは II カードと逆の現象である。
つまり II カードでは 1 回目反応時間は 7 秒と早く、2 回目になって 15
秒とやや遅れているのである。これは 1 回目は VIII カードの全色彩に
戸惑いを見せたが、2 回目では既に II カードの部分色彩で戸惑いが生じ
たことを意味している。Rorschach（1921）は、II カードや III カード
に色彩反応を答える場合は、感情を自由に示したりする傾向があるが、
VIII カード以後に生じる場合は、感情を抑制する傾向があると述べて
いる。T さんの場合、2 回目のほうが色彩に対して敏感に反応できてお
り、また色彩反応も出せていることから、1 回目よりは感情の表現が自
由になったと考えられる。けれども、把握型が dr になり、形態が全く
崩れてしまっているし、I, III, V カードに見られた P 反応がこの図版
には見られない。感情の表現は容易になったが、コントロールは不可能
であることが察せられた。

Ⅸ カード

1回目、2回目ともに緑色部に葉が出ており、それに暖色部の実と花が加わっている。Baker G.（1956）は脳損傷が中度から重度に進むにつれて、「花」など受動的で穏やかな CF を答えると述べている。少しはそのような影響もあるかもしれないが、拒否の多く生じる図版に色彩反応が生じるあたり、T さんとの情緒的な交流の可能性を示しているように思われる。

Ⅹ カード

どちらも人間像で、ほとんど同じ反応である。1回目は部分部分の指摘は多かったが、概念としてのまとまりに欠けていた。2回目は部分の明細化は少ないが、「人がじんべさんを着て手品をしている」というまとまりがある。Ⅷ, Ⅸ カードでは色彩に苦労したが、このカードでは混乱は見られず、T さんの動揺が回復可能な範囲で治まることがうかがわれる。

4）　反応の変化について

ここまで報告してきたように、T さんは知能検査では認知症の進行が認められながらも、ロールシャッハ・テストでは、反応がむしろ良質のものに変化している。認知症が進むにつれて、ロールシャッハ・テストの反応が悪化すると考えられがちであるが、必ずしもそうではないことが、今回の T さんの事例よりうかがわれた。

T さんのロールシャッハ反応の変化は、Perseveration の消失による形態知覚の回復、M 反応の出現、色彩に対する感受性の表出が挙げられるが、中でも目立つのは Perseveration の消失である。

認知症高齢者のプロトコルには Perseveration がよく見られる。Perseveration は Piotrowski Z.（1937）の "Organic Signs"（脳器質疾患指標）の 1 つにも挙げられており、認知症が器質変化に伴う疾患であることからすると、認知症高齢者に見られることは不思議ではない。重度認知症では 2 〜 4 歳の幼児にしか見られないと言われる Magic repetition の見られることもある。このような場合、反応内容はＩ図版の影響で「コウモリ」であることが多い。

しかし、Ｔさんの場合、Ｉカードの第 1 反応が「怖い顔」で、このことが恐怖心をまず裏付けていると考えられた。単に器質性のものにとどまらず、もっと心理的な障害の結果、固定観念にとらわれたための Perseveration と考えるのが妥当であろう。2 回目のテストで Perseveration が消失したことからもこのことは考えられる。もし器質障害からくる自我機能障害の影響が強いならば、2 回目のテストでもコウモリかチョウチョの Perseveration が出てくるはずである。

だから、Ｔさんはアルツハイマー型認知症という疾患そのものによって紋切型の見方しかできなくなったのではない。アルツハイマー型認知症を患い、精神機能が低下したところに心理的な圧迫を受け、さらにそれらの圧迫に対して敏感であったＴさんが「脅かされている」という固定観念を持ってしまった結果、紋切型な見方しかできなくなってしまったと考えられる。

2 回目のロールシャッハ反応に変化が見られるには、2 つの理由があるように思う。まず 1 つは認知症の進行である。1 回目の反応では細かい部分までブロットの指摘がかなり見られた。言い換えればそれだけ細かい部分にも気が付き、関わろうとする努力もあったということになる。しかし、2 回目になると指摘は少なく、反応も漠然としたものが多くなった。いわばそれだけ気になるものが少なくなり、意欲が低下したということでもある。Ｔさんのように周囲の人に対して敏感な人の場合、何もかもが気になって、一つ一つ対処しようとするよりも、ある程度のレベルで漠然と状況を受けとめられるほうが、落ち着けるという皮肉な結果なのかもしれない。

もう 1 つは周囲の状態である。養護老人ホームや特別養護老人ホームの場合、認知症高齢者の同居者に対して、「大変だけれど辛抱して」と働きかけることはあるが、認知症高齢者に対して「嫌がられて大変だけれど辛抱して」と言うことはない。最初の部屋では同室者がＴさんをうっとうしがったが、Ｔさんもまたうっとうしがられるのがよくわかり、

辛抱していたのであった。

　部屋が替わり、何かと気にかけてくれる人ができたことで、Tさんの恐怖心は弱まった。そして不安が柔らげられ、紋切型になっていた知覚様式はある程度の現実吟味力を増し、漠然とではあるが場に応じたものの見方ができるようになっていった。

　特に2回目の反応では、感情の表現が以前よりは自由になり、依存欲求も出しやすくなっていることが示されている。それに伴い、Tさんが持っていた内的な豊かさも建設的に使用されるようになり、落ち着きを取り戻したと考えられる。昔は人間を教える立場にいた人であるだけに、人への関心は強く、Tさんの症状の安定には周囲の人間の配慮が不可欠であったろう。

　けれども残念なことに、Tさんの対人関係はスムーズに運ぶものではないであろう。感情の表現は見られるようになったが、その表現法に無理がある。感情が表現できるということはTさんにとっては大変大事なことではあるが、その表現が普通でないため、対人関係はぎくしゃくすることがあるように思う。猛烈に怒ったり、泣きわめいたりというような激しい動きはないであろうが、表情が硬くなったり、ニコニコしたりで、周囲からは気分屋に見られるかもしれない。この点を受け入れられるか、拒否されるかで、Tさんの症状に大きな影響が見られると思われた。

8-6　まとめ：ロールシャッハ反応に現れる認知症の進行と改善

　本章では正常精神老化過程を示す健常高齢者のプロトコルと、病的精神老化過程を示す認知症高齢者のプロトコル2例を比較検討し（**表8-3**）、次のようなことが考察された。

表8-3　事例の概要

事例 検査時の年齢・認知症判定	反応特徴の変化
病的老化過程：Y・Y　女性 第1回　83歳2カ月　（境界） 第2回　85歳5カ月　（軽度）	反応領域と形態水準に大きな変化が認められた。Dd％が増加し、F・Lが低下した。すなわち、全体統合の力が弱まり、現実の客観的な判断力が低下すると考えられた。
正常老化過程：S・S　女性 第1回　83歳2カ月　（正常） 第2回　85歳8カ月　（正常）	W％が増加し、全体を判断する傾向が強くなるが、現実の吟味力は衰えていない。F％やA％が増加し、反応が紋切り型になるが、統合性と公共性は保たれている。
認知症過程：T・T　女性 第1回　81歳6カ月　（軽度） 第2回　82歳1カ月　（中度）	認知症は進行したが、ロールシャッハ反応では「怖い顔」という固執反応が改善され、M反応の出現・色彩反応に対する感受性等の変化が認められた。積極的な環境改善により、心理状態が改善されることが示された。

1)　病的精神老化過程は生理的精神老化過程と重なる部分はありながらも、単に生理的老化の加速した状態というのではなく、質的にも異なる部分があると考えられる。

2)　生理的精神老化過程を示す事例では、W％・F％・A％が増加した。生理的精神老化の過程では、状況を判断するときに、細かな部分にも気を配り、具体的に解決を行う態度から、あまりコミットせず、漠然と状況をとらえ、紋切り型に当たり障りなく処理をするという方向に移りゆくと考えられる。

3)　病的精神老化を示す事例では、Dd％が増加し、F・Lが急激に低下した。病的な精神老化過程では、周囲には通用しにくい勝手な見方をする傾向が強まっていくと考えられる。これは生理的精神老化の事例には見られず、病的精神老化と生理的精神老化の質的な違いに通じると考えられる。

　今回の試みは、事例検討であり、ロールシャッハ・テストに現れた2年の加齢変化を検討し、生理的精神老化過程と病的老化過程について考察したにすぎない。今後長く両事例の経過を追跡調査する一方、さらに事例数を増す必要がある。さらに、適応が問題となった認知症高齢者の

2度にわたるロールシャッハプロトコルを解釈した。このような認知症高齢者の事例報告は現在まで皆無であり、臨床場面に少しでも役に立てばと思っている。認知症高齢者のロールシャッハプロトコルは様々な障害を考慮に入れなければならないうえに、情報量が大変少ないため、解釈作業も困難であるが、直接語られない高齢者の不安や戸惑いを介護側が知るためにはよい情報源であると思う。

　認知症高齢者は脳器質の変性に伴って知的低下が生じ、ここに二次要因と言われる身体疾患によるストレスや精神的なストレスが加わるためにより混乱を起こして、症状が悪化すると言われている。五島（1985）は個々の高齢者の二次要因が何であるかを十分観察して取り除く、あるいは軽減させること、さらには新たな二次要因が加わらないように配慮することが認知症高齢者の介護であると述べている。

　対人関係場面での会話が減少し、自己表現が乏しくなっていく認知症高齢者はともすれば、まるで意識や感覚がないかのような処遇をされやすい。そしてそのことがさらに認知症症状を悪化させるという悪循環につながっている。単に認知症の進行として片付ける前に、われわれはもう一度高齢者の心に目を向ける必要がありそうである。

第9章　高齢期のロールシャッハ・テストに現れる人間反応

　第7章では認知症の高齢者の反応を総合的に検討した。その際、Amesの報告した「解剖反応の出現」がほとんど見られなかったことや、人間運動反応が保持されていることについては既に述べたが、ここでは特に、認知症高齢者のロールシャッハ反応で、人間反応の持つ意味を考え、総合的な考察をしてみたい。

　ここで再度認知症高齢者の反応特徴を振り返ってみたい。

　1)　反応数は少なく、反応拒否、特に反応の失敗が目立つ。また、反応時間も早くなる傾向が見られる。

　2)　W傾向は強いが、D%，Dd%が高い。

　3)　F%は高いが、形態水準は低い。人間運動反応は比較的保持されている。色彩反応・陰影反応は共に少ないが、図版中の色彩や、濃淡への感受性はあり、そのため反応できずに拒否となってしまう場合が多い。

　4)　人間反応は保持されている。

　1)、2)、3)の結果から、認知症高齢者の場合、特に現実検討能力に障害が生じていると言える。精神の老化に伴い、F%が高くなることは従来報告されているが、その形態反応的なものの見方、つまりクロッパー法の仮説からすると、客観的な対象の把握がことごとく難しくなり、形態水準が極端に低下してしまうわけである。微小部分への反応のパーセンテージが上がり、異常部分反応も増すなど、反応領域の変化も、この認知機能の障害の現れと考えられよう。そのため図版の色彩や濃淡に対する感受性は持ち続けていながら、反応として表現する力もな

く、反応拒否や失敗となって表に現れてきてしまうのである。いわば認知症という疾患のために、内界と外界をつなぐ装置が崩壊してしまったような状態であると言えよう。このような観点から見ると、現実場面で認知症高齢者がしているとんちんかんな言動は、この潰れた装置のなせる技であって、その背後に生きた感情や情緒性の潜んでいる可能性があると言える。

　さて、ここで4）の人間反応の保持という結果についてであるが、先にも述べたように認知症群の反応数は少なく、平均して正常群の4分の3しかない。にもかかわらず、人間反応の数が変わらぬために、人間反応のパーセンテージ（H%）が認知症群でかなり高くなっている（正常群：12.7%，認知症群：20.5%）。

　Ames L.B.（1952）らの発達研究によれば、H%は成人で24%、認知症患者で17〜5%という数値を報告している。認知症患者のH%について Ames は、認知症の程度と関係がなく、変化が大きいと述べており、人間反応が精神的老化や認知症によって、決定的な影響を受けないことを示している。また、日本の研究においてもこれと同様のことが報告されている（平田 1967、下仲 1975、小野 1972）。今回、認知症高齢者群でH%がかなり高かったが、現実検討能力に障害を持つ認知症高齢者の心理状況を考えるとき、このH%の高さは何を意味しているのだろうか。

9−2　正常高齢者との比較検討

　ロールシャッハ・テストは「図版に何を見たか」よりも、「図版をいかに見たか」という点から、パーソナリティーに関する重要な手がかりを得てきた。

　Rorschach（1921）は反応内容については、単に被検者の関心を持つところを示すだけで、人格面に関する情報を与えるとは思っていなかったと言う。しかし、Frank L.K.（1939）ら以後のロールシャッハ研究家

たちは、反応内容にも目を留め、その内容が被検者の欲求やパーソナリティーの特徴を表わすと考えるようになった。最近では逆に内容分析のほうに重きを置いた解釈もされているが、一般には「いかに見たか」に注目する量的分析の後、「何を見たか」を見る内容分析を行うのが普通になっている。

　高橋らは、反応内容を分析したり解釈したりする際に、3 つの方法があることを報告している（高橋・北村 1981）。第 1 には反応内容を例えば人間・動物というように種類別に分類し、ある種類の反応内容が表わす意味をとらえるという方法である。第 2 にはそれぞれの反応が有する意味を見いだそうとするもので、同じコウモリでも、「獲物を求めて飛ぶコウモリ」か「重い羽を降ろしているコウモリ」かという、文脈からも検討する方法である。そして、第 3 に Shafer R.（1954）の言うような共通した主題を見つけていくという方法である。ここで第 3 の方法は、個人の内的な動きを事例研究として分析していく場合に、被検者のプロトコルを系列的に眺めていく方法であるので、群間比較を行った今回の調査では第 3 の方法は外し、第 1、第 2 の方法から、認知症高齢者のロールシャッハプロトコルを検討することにする。

　まず、第 1 の方法による検討である。人間反応に関する報告は、今までにかなりの数に上っている。人間全体反応 H は、一般には人間に対する興味や関心を表す指標とされてきた。Phillips & Smith は「H 反応は必ずしも他人との良き関係を表すのではないが、他人への関心と感受性の現れであり、H が予想より多い場合は他人に対して非常に敏感になったり、過度に批判的になったりする」と報告している。また、小沢（1970）は Meili-Dworetzki G.（1956）の挙げた M 反応が生み出される 3 つの条件、

　　1）　ブロットの構造を変化させる心的能力が備わっていること
　　2）　人間像について分化したイメージを持っていること
　　3）　衝動を自己のうちに統合できること

のうち、1）と 2）は必ずしも M を産出する条件ではなく、むしろ H や Hd の産出条件であると述べている（p.97）。つまりロールシャッハ図版

に人間像を見るためには、分析的な把握力が必要であると同時に、人間像に対するイメージの強さが必要であり、人間への成熟した関心が要求されるということである。

　ところが、他人への関心と感受性を示していながら、人間関係を処理するにあたって不安の存在する場合、ブロット上に人間の全体像を見ることが難しく、人間部分反応 Hd になってしまうと言われる。一番理解しやすいのが、人間像よりも人の顔がブロットによく見られる場合である。さらに人間への関心を持ちながら、人間反応ほど社会的に成熟したものではない場合、人間像は現実の人間ではなく、架空の人間像となる。これが非現実人間反応（H）であり、社会的に孤立して空想世界に逃避する傾向を表すと言われている。これらの人間反応の解釈に照らして、認知症高齢者の人間反応を見てみることにする。

　表 9-1 に認知症高齢者の人間反応を挙げてみた。やはり H 反応が圧倒的に多い。今回の調査で見られた人間反応は、H：54％、Hd：28％、（H）：13％、（Hd）：5％という割合であった。H で特に多いのは、2 人の人が何々をしているという動作と結合を含んだ反応である。これは II カード、III カード、VII カードなど、比較的 2 人の人間像を見られやすいカードに多く見られた。後は I カード「中央部にダンスをしている人」や X カードに「服を着た人」などが多かった。

　Hd の反応はやはり人の顔が多い。認知症が進んだ人の中には、手、足のみを指摘する Oligophrenic 反応も見られ、認知症の進行程度から、そのような反応の延長であると判断できる反応（例えば、VII カードで女の子の顔に見られる部分のみを顔と指摘する反応）もいくつかあった。むしろブロット全体を使った真正面の顔が多く見られており、かつ、形態水準の悪いものも少なくなかった。さらに目の指摘が多く、顔の反応に目を指摘する以外に、「目玉」のみを反応する場合も見られている。

　非現実人間反応（H）については人形が大半を占めた。仁王やシャレコウベもあったが、一般成人に見られるような怪獣やお化けなどという反応は皆無で、イメージの中で非現実化した人間像というものではな

表9-1　高齢者の人間反応

対象		認知症高齢者群の人間反応	正常高齢者群の人間反応
人間全体反応		ダンスパーティ（I）	もちつき（III）
		人が火にあたっている（III）	押し合い（II）
		何かこしらえとる（III）	昔のサムライ（ヨロイ・かぶと）（IV）
		手品をしている（X）	男の人が寝転んでいる（V）
		2人で何か持っている（III）	太鼓をたたいてサンバをしている（III）
		女の子2人、あごつきだしてもうすぐキスする（III）	小人が2人踊っている（III）
			人が背中合わせ（VI）
		人が2人手を合わせている（II）	子どもが向こうから顔を出している（VI）
		相撲（II）	
		人間2人（II, III, VII）	山のすそ野で人が木を切っている（IX）
		人間がケンカをして血を出している（II）	男が2人何か取り合っている（III）
		仲のいい人がやーって手を合わせている（II）	ピエロ2人手合わせ（II）
			赤ちゃん（IX）
		剣道をしている（III）	男女が握手している（II）
		力比べ（II）	サムライが威張っている（IV）
		人が岩の上で体操している（VII）	人が両手を挙げている（I）
		男が2人取り合いをしている（III）	男が中腰になって物を持っている（III）
		衣装を着けた人（IV）	
		手遊び（せっせっせ）（II）	
人間部分反応		人の顔　お姫様の顔（X）	女の子の顔
		怖い顔　笑っている顔（IX）	悪いおじいちゃんの顔（IX）
		帽子をかぶった人間の頭（VIII）	顔
		目　　　　目玉	
		人間の腹　頭	
		顔　　　　体の半分	
人間非現実全体反応		人形さん	お化け
		床の飾り	人形
		おもちゃの踊り子	骸骨が手に何かをもって話している
		仁王さん	骸骨のダンス
		シャレコウベ	人形さんが踊っている
			仁王
人間部分非現実反応		鬼の面	
		お面	

く、むしろ物に近い反応ばかりであった。

　最後に非現実の人間部分反応（Hd）であるが、これは少なく、その
ほとんどが面である。鬼の面というのがいくつかあったが、先のHdの
項に挙げた、「人の顔」が「怖い顔」になるのと同様、面が「怖い面」
から「鬼の面」となったものだと思われる。

　一方、正常群の人間反応は割合として見ると、H：76％，Hd：12％，
（H）：12％，（Hd）：0％で、やはりH反応が大半を占める。認知症高
齢者と同様、Ⅱ，Ⅲ，Ⅶカードに結合と運動を含んだ反応が多く見ら
れる。認知症群では、「2人向き合って何かをしている」という内容の
ものが多かったが、正常群ではさらに明確化され、「サンバを踊ってい
る」、「山のすそ野で木を切っている」等ブロットに適合し説明されたも
のが多くなっている。

　Hd反応も認知症群より明確化されたものが多く、「女の子の顔」、
「悪いおじいちゃんの顔」等が反応として与えられている。なお、怖い
顔という反応は見られなかった。

　（H）反応はお化け、人形等あり、認知症群と異なるのは認知症群が
物に近い人形という反応が多かったことに比べ、正常高齢者群は「骸骨
が喜んで踊っている」、「人形が踊ってる」というように、運動反応と結
びついたものが見られた点にある。（Hd）の反応はなかった。

　以上、正常群と認知症群の人間反応とを比較してみたが、両群の割合
を見ると、認知症群ではHdの占める割合が正常群に比べて高いようで
ある。おそらくは器質的要因の影響が強いであろうが、目や怖い顔とい
うような脅かされる意識を表す反応の見られるのが特徴的である。認知
症群の人間全体反応は予想以上に多く、認知症高齢者が人への関心や感
受性を有している一方で、また、人間関係を処理するにあたり、不安を
感じていることも、この結果から明らかである。

　さて、次に第2の方法による分析であるが、Hdに関するところで、
既に内容の意味についても触れたので、ここでは特に、H反応を中心に
検討をすることにする。

　先にも述べた通り、認知症群にも2人の人間を関係づけた反応が多く

見られた。内容としては、「ダンスをしている」、「仲のいい人がやーっ
てやっている」、「2人で何かを持っている（作っている）」、「手遊びを
している」というような協調的なものが多い一方で、「ケンカをしてい
る」、「剣道をしている」、「相撲をしている」といった戦いのものも見ら
れる。正常群ではこれらの反応が見られたほか、「背中合わせ」、「2人
寝転んでいる」、「男が2人中腰になって物をさげている」など、状態像
も多かった。

　もちろん、これらの反応の2者の関係については、特定個人の心性が
かなり強く現れていることを考慮せねばならず、単に認知症群の反応・
正常群の反応と区別して考えるのは厳密に言えば正しくない。だが、先
に見てきた認知症群の顔反応や目の指摘の多さを考えると、協調的関係
の反応と、対立的関係の反応が両方、しかも正常群に比べて対立的関係
の反応がよく見受けられたことは、認知症高齢者の人間関係を示す1つ
の特徴を示しているようにも思えるのである。

　人間反応が人に対する関心や感受性を意味していることは前に述べた
が、協調的関係にしろ対立的関係にしろ、インクブロットに2人の人間
を認め、さらに両者を関係づけるという作業は、人と人との関係に対し
てよほど敏感でなければできぬことである。まして、認知症高齢者の場
合、現実を検討する能力は劣っており、インクブロットの特徴をとらえ
て反応内容を明確化するという作業は難しくなっている。にもかかわら
ず、「剣道」や「もうすぐ口づけする」という概念がインク像を見てイ
メージとして浮かんできたのは、やはり2人の人間の関係から連想され
て生じてきた反応であろう。インクブロットとイメージのつながりの薄
さを考えれば、与えられた反応内容はかなり主観的なものであると言え
る。

　しかし、実はこの人間関係に対する主観性の強さこそが、認知症高
齢者と現実を結びつける手だてとなっているように思われるのである。
図9-1は萱原（1987）の認知症高齢者の心の構造のモデル図に倣い、
本研究から考察された認知症高齢者と現実の結びつきを示している。破
線は現実世界検討能力の低下を示し、現実世界とつながり難い状態と

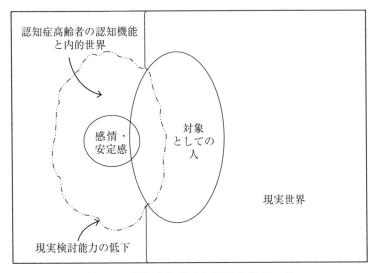

図 9-1　認知症高齢者と現実の結びつき

なっているが、そこに対象として人が現れると、認知症高齢者はその対象となった人を通じて現実世界とつながることをこの模式図は示している。

　桑原（1974）は高齢者の精神機能に関する報告の中で、高齢者のインクブロットへのこだわりについて、「ブロットは現実そのものであり、ブロットへのこだわりは高齢者の現実参加への努力のあらわれである」と述べている。そのような見方をすれば、認知症高齢者が比較的人間像の見やすい図版に人間像を見、さらに2人の人間像を関係づけてとらえることは、現実と関わるときに漠然とした人への興味や関心だけでなく、関係として、しかも相当主観的な見方で、人との関わりを受けとめるということを意味しているように思う。

　いわば、客観的認識力に欠けても、主観的人間関係によって現実生活に根付くといった生き方である。顔反応や、目の指摘が多く見られたのも、この人間関係に対する敏感さゆえの結果であろうし、認知症高齢者の主観的な人間関係に対する考えが、現実生活への適応にかなり大きな影響を与えていると言えよう。

9-3　まとめ：認知症高齢者の人間親和性

　本章では認知症高齢者のロールシャッハ反応の結果について、特に人間反応を中心に考察を進めてきた。その結果、認知症高齢者の人間関係についての主観的な考えが、認知症高齢者と現実とをつないでいるのではないかという結論に達した。

　著者はこれまで、認知症高齢者が内的には豊かな部分を残しながら、現実検討能力の障害のために現実場面ではうまく生かされることがなく、また、感情や安定感についても感受性を有しながら表現できないままに終わるため、日常的な人間関係を持つことが難しくなると考えてきた。認知症を患った高齢者は、現実認識という点で劣ってくるために、現実を無視した勝手な思い込みや、状況にそぐわぬ言動が増し、周囲から見れば不適応極まりない状態となる。このような状態は周囲には現実とのつながりを欠いてしまったかのように見えるのであるが、認知症高齢者にとっての現実とのつながりは、客観的認識レベルではなく、もっと主観的なレベルであるようである。

　認知症高齢者の現実との関わりは客観的に状況を判断する機能の低下に大きく影響される。感情や安定感という部分は比較的保たれているにもかかわらず、この機能の低下のためになかなか現実に生かされることがない。そして客観的認識力は低下するため、現実との結びつきも弱まりがちである。ところが、ここに人の存在が現れ、認知症高齢者が関係を主観的にとらえることで現実との結びつきは強まり、また、内部に有している感情や安定感が刺激されるというふうに考えられる。

　客観性を欠いた主観性が普通の人から見れば理解できず、現実離れとして高齢者を葬ってしまうことも多いのではないだろうか。その場合、認知症高齢者の内部に残された情緒性は否定され衰えてしまうという結果にもなりかねない。認知症高齢者はその主観性こそが現実との懸け橋であるにもかかわらず、客観的事実からこの主観性が否定されたとき、高齢者は現実とつながる手段を失ってしまうと考えられる。室伏（1986）は、高齢期認知症の医学的治療の臨床経験から、認知症高齢者

が虚構の世界にしか生きられず、その世界を否定されると彼らの心はバラバラになるので、彼らの虚構の世界を尊重することが大切であると述べている。また、特に介護の重要性を取り上げ、認知症高齢者の治療と進行予防に人とのつながりがいかに大切であるかを詳しく紹介しているが、このような臨床場面からの報告も今回の結果と一致する。

　認知症高齢者の世界には人間関係が大きく影響している。時々、認知症高齢者は人物を誤認し、息子を主人に間違えたり、介護者を母と見なしたりするし、自分の子どもでも遠く離れてしまえば忘れてしまう代わりに、常日頃近くにいる人は自分の子どもになってしまう。外からはとんでもない見当識障害に見えるが、認知症高齢者にしてみれば、そのことで母を生き、妻を生きているわけで、様々な感情や安定感を得られるのだと考えられる。そして、認知症高齢者は周囲の人間に敏感である。認知症が進行してもなお、周囲の人に対する興味は保たれ続けている。そして、もしも介護がロボットで行われるようになり、その情緒性が否定されたらおそらく症状は悪化するだろう。

　実は、子どもの発達の場合にこれと同じような話がある。保護的な養育を受けずに非常に早い時期に施設に預けられた乳児が、例え清潔なシーツを与えられ、栄養のある食事をきちんと与えられても、うつろな表情に陥り、動きが鈍く、対人接触を拒むなどの問題が見られるようになるという報告である。1900 年代前半にホスピタリズム（施設病）と名付けられたこれらの現象は、人間が生きていくうえで他の人間との温かい関係が欠かせないことを物語っている。そしておそらくこのことは認知症の高齢者も同じである。栄養管理や安全管理や機能回復援助といった側面が充実していても、そこに他の人間との温かな関係がなければ、生き生きとした表情は見られないであろう。信頼できる他の人間と 2 人居てこそ安定した実感を得られるという人間の基本的な安心感が実感できなければ、人は誰でも不安を経験し、混乱する（篠田 2000）。

　萱原（1987）は認知症高齢者に対する心理療法的アプローチを提唱し、精神分析論的立場から理論的考察を行った。この中で萱原は、「認知機能の障害を持ちながらも、主体が積極的に現実に適応しようとする

のを、われわれがいかに援助すればよいかという点について、理論的・方法論的に考えることが、認知症の臨床には必要である」と述べている。

　客観的な認識力が衰えるに加えて、主観的認識のみによる現実参加には障害が多い。この障害が認知症高齢者の内部にある情緒性を刺激し、感情コントロールがされぬまま、対人関係を決定的に悪化させたり、また、情緒的活動を停止させてしまったりする。認知症高齢者が人間関係を主観的に受けとめるとき生じるであろう感情に、周囲の人間がどう対応するかということは、認知症高齢者にとって重要な問題になってくるであろう。ポジティブなものであれ、ネガティブなものであれ、この感情を客観的事実のもとに否定されてしまうと認知症高齢者は混乱し、不安定な状態に陥るとは考えられまいか。認知症高齢者の人間関係に対する敏感さとそのとき生じるであろう感情を、現実検討能力の低下と主観性の強さという2つの特徴を踏まえたうえで、全面的に受容し、感情を受けとめ、自我をサポートすることが、認知症高齢者の臨床現場でこれから必要になってくるのではないかと思われるのである。

第10章　脳血管性認知症とアルツハイマー型認知症のロールシャッハ反応の差異

10-1　認知症のタイプとロールシャッハ反応の研究

　認知症高齢者のロールシャッハ反応についてはこれまで小野（1973）や蔦・長谷川（1975）、星野（1995）らの報告がある。蔦・長谷川らの報告では28名の認知症高齢者について検討され、全体を見通す総合的なものの見方が難しくなるという傾向が報告されている。しかし、高齢期の認知症の場合、アルツハイマー型認知症と脳血管性認知症では臨床像に違いが見られ、その対応の仕方の差異などが報告されている（室伏1998）。この点について小野は認知症の研究の中で、21名の脳血管性認知症と23名のアルツハイマー型認知症のロールシャッハ反応を一般高齢者と比較検討した。その結果、どちらも一般高齢者に比べると刺激に対する反応は少ないが、脳血管性認知症の場合はRの少なさやF+％の多さ、FC優位の色彩反応、P反応の保持などから何とか現実に適応しようと一生懸命努力をしながらうまく行かず非常に困難を感じている一方で、アルツハイマー型認知症はその努力が見られないと報告している。

　しかし、脳血管性認知症とアルツハイマー型認知症のロールシャッハ反応についての研究は小野以外に報告はない。

　本書ではこれまで、病型には分類せずに、認知症高齢者という一群でその特徴を追ってきた。しかし、室伏や小野が報告しているような病型による差異があるとすれば、これまでの認知症高齢者の理解はまだ不十分ということになり、さらに綿密な分析が必要となる。

　本章では日本の高齢期認知症に非常に多いとされる脳血管性認知症とアルツハイマー型認知症の反応特徴を検討する。

10-2　量的検討

1. 認知症の病型と程度による検討

1) 方法

　脳血管性認知症、アルツハイマー型認知症、計 22 名について、病型と認知症程度に分類し（脳血管性認知症軽度 6 名、中度 5 名、アルツハイマー型認知症軽度 6 名、中度 5 名）、t 検定による群間比較を行った。

2) 結果

① 軽度認知症

　表 10-1 に軽度認知症の分析結果を示す。脳血管性認知症群とアルツハイマー型認知症群の間に有意な差は認められなかった。従って軽度の場合、病型の違いによっては、大きな特徴は見られなかった。柄澤（1992）らの研究によると、正常高齢者と認知症の高齢者との間には性格特徴の相違が認められたが、アルツハイマー型認知症と脳血管性認知症との間に差はなかったと言う。今回の結果では軽度の場合も同様であり、認知症初期に病型が認知症高齢者に与える特徴的な影響力はロールシャッハ反応には認められなかった。

② 中度認知症

　軽度認知症の比較では有意な差は認められなかった。それでは先に報告された臨床上の差異やロールシャッハ・テストの特徴は、なぜ生じているのかという疑問が残る。著者の臨床的な経験では、同じ病型でありながらも、アルツハイマー型認知症の場合は軽度認知症と中度認知症で、かなり病態が違うように感じられる。つまり、認知症の程度がかなり大きく影響しているように感じられるのである。この点を検証すべく、次に病型の分類に認知症程度による分類を加え、分析を試みた。

　表 10-2 に分析の結果を示す。中度認知症になると F ％と H ％，d ％の項目で有意な差が認められ、Dd ％や D ％で傾向が示されている。反応領域に対する違いが多く見られた。

表 10-1	認知症の病型と程度による量的比較（軽度）			表 10-2	認知症の病型と程度による量的比較（中度）		
対象群	アルツハイマー型認知症	脳血管性認知症	t 検定	対象群	アルツハイマー型認知症	脳血管性認知症	t 検定
対象数	n=6	n=6		対象数	n=5	n=5	
R	12.0	10.2		R	9.0	11.4	
Rej	1.0	1.3		Rej	1.8	1.0	
Fail	0.2	0.5		Fail	1.0	1.2	
Rej.+Fail.	1.2	1.8		Rej.+Fail.	2.8	2.2	
W%	51.7	48.6		W%	53.3	42.1	
D%	32.0	26.6		D%	28.3	40.1	△
d%	4.0	4.8		d%	10.7	3.0	*
Dd%	14.6	12.4		Dd%	5.7	12.8	△
S%	0.0	7.7		S%	2.0	2.0	
M	0.7	0.8		M	1.2	0.8	
FM	0.8	1.8		FM	2.4	1.0	
m	0.8	0.0		m	0.0	0.0	
F%	66.4	62.6	n.s	F%	50.0	76.9	**
Fc	0.2	0.3		Fc	0.2	0.0	
c	0.2	0.0		c	0.0	0.0	
FC	0.7	0.3		FC	0.0	0.0	
CF	0.7	0.3		CF	0.6	0.8	
F+%	69.2	71.6		F+%	72.5	68.8	
H%	19.0	21.6		H%	25.7	10.9	**
A%	58.2	59.2		A%	67.7	71.8	
CR	3.3	3.8		CR	2.2	3.0	
F·L	0.4	0.7		F·L	1.0	0.4	
P	3.3	2.8		P	3.4	1.6	
At	0.2	0.0		At	0.0	0.2	
pl	1.5	0.5		pl	0.8	1.0	
obj	0.5	0.3		obj	0.0	0.2	

（△ p < .10　*p < .05　**p < .01）

　また各病型で認知症程度別に比較してみると、アルツハイマー型認知症群の場合、軽度から中度になるにつれて、失敗が増え、C・Rが減少している。さらにd％が増える傾向にある。しかし、一方で、F％が減少し、形態水準（F・L）が上昇するという現象が見られ、Dd％も減少している。下仲（1991）らによる精神老化の調査ではロールシャッハ反応の老化指標がいくつか出されているが、C・Rの減少やd％の増加という精神老化を示す指標が悪化している一方で、いくつかのものは認知症の進行によって改善されるという奇妙な現象が生じている。

　脳血管性認知症の場合は、F％、D％の増加やH％の減少に有意差が見られ、S％の減少や、A％の増加に傾向が表れている。この場合は先に述べた精神老化指標から見ると、認知症の進行によって精神老化を示す指標が悪化している傾向があり、その方向は一致していた。

3）考察

　脳血管性認知症とアルツハイマー型認知症の場合、軽度認知症では有意な差は認められないが、中度認知症になると、反応領域に顕著な違いが認められた。脳血管性認知症群のロールシャッハ反応では全体反応（W）が減少して通常大部分反応（D）や異常部分反応（Dd）に移行する傾向にあるが、アルツハイマー型認知症群では軽度の段階でDd％が増加し、中度になって通常小部分反応（d）が増加する傾向にあった。これらの結果から、中度の脳血管性認知症とアルツハイマー型認知症では状況判断の仕方に差があると考えられる。

　脳血管性認知症の場合、先の結果で述べたが、アルツハイマー型認知症と共通して差の認められたF％やDd％の増加、W反応からD反応への移行、A％の増加の傾向とP反応の減少など、これまでロールシャッハ反応からの精神老化と言われていた過程が顕著に現れている。全体的な見方ができず、部分的な判断が多くなり、紋切り型の反応は増加し、常識的な反応が少なくなる。一方で、アルツハイマー型認知症の場合は、むしろ中度認知症になって改善とも思われる方向が認められた。形態水準（F・L）は逆に上昇しているという点である。一方、d％の増加

から、非常に細かな部分にこだわるという特徴が顕著に現れており、この微小部分へのこだわり、つまり細かな部分しか見ることができなくなっていることが逆に形態水準を高めたとも考えられる。さらに脳血管性認知症に見られるような D％が少なく、d 反応と W 反応の両極化が認められる。

　これらのことから、アルツハイマー型認知症の場合は中度の認知症に至った場合に、脳血管性認知症が示すような変化とは異なる変化が生じていると考えられる。器質的な影響も大きいと考えられるが、なぜこのような反応様式が現れてきたかを知るために、それぞれの反応を吟味する必要があると思われた。

10−3　反応の検討

　これまでは病型によるロールシャッハ反応の相違を知るために、量的な側面からおよその概要を検討してきた。しかし、対象者が少ないこともあり、統計処理だけでは不十分である。また、ロールシャッハ・テストの場合、常に反応に戻り、それぞれの反応について対象者の心理過程を共有するという作業が必須である。本節では反応についてもう少し具体的に検討することとする。[注]

1.　脳血管性認知症の反応の検討
1）　方法
　脳血管性認知症と診断された高齢者のうち、N 式精神機能検査によって中度認知症と判定された者 5 名のテスト結果における反応をそれぞれ検討する（なお、この 5 例のプロトコルは先の量的集計には含まれていない）。

注）ロールシャッハ・テストは、臨床現場で非常によく使用されている心理検査です。心理診断や精神鑑定など、検査場面で正確な情報を得るという目的のため、本文中に図版は掲載しません。

2）結果

　それぞれの対象者の属性と量的分析の概要を**表10-3**に挙げる。参考のため、著者らによる正常高齢者の量的分析結果（N = 20、平均年令82.5歳）を付加している。**表10-4**には脳血管性認知症の典型反応パターンを示していると思われる反応を挙げた。さらに、全体の反応の流れを吟味するため、事例を1つ取り上げ**表10-5**に示した。

表10-3　脳血管性認知症（中度）

事例	C-1	C-2	C-3	C-4	C-5	正常高齢者
年齢 性別	88歳 女性	87歳 女性	78歳 女性	73歳 女性	83歳 女性	n=20 82.5歳
HDS N式	7点 53点	9.5点 45点	7点 37点	8.5点 32点	6.5点 51点	31.1点 93.2点
R・Rej.	10・0	19・0	16・0	2・8 (2Fail.)	14・0	16.3・0.8
W:D:d:Dd（％）	60:40:0:0	32:58:5:5	13:50:19:19	100:0:0:0	50:29:0:21	54:41:0.8:5
F%・F+%	50・80	84・68	44・94	50・0	57・43	52.4・80.9
Average F・L	0.65	0.44	1.21	0.50	0.79	1.0
Determinant	FM5	M1, FM1	M2, FM4	c1	M3, FM1, m1	
H%	20	16	19	0	29	12.7
A%	80	74	56	0	57	57.1
P	4	4	4	0	5	4.7

表 10-4　反応例

C-2 カードⅣ	**反応内容**：15" これもややこしい。これは 4 つ足。足の付け方が悪い。これは男で頭のてっぺんが 2 つに割れているから、だからはち巻きするんだよ。女の人は日焼けせんように手ぬぐいをまく。これはカエルかな。足がね。2'30" **質疑段階**：足はここ（その他の部分は考えながら指摘はできない）。 **スコア**：　　D　　　F　　　Ad　　　　　　　　1.0
C-3 カードⅢ	**反応内容**：8" ①こっちのところはヒヨコみたいに見えるし、②これはリボンみたいに見えるし。③ここに何かひとつハカリとは違いますけれど、ここに 2 つ瓶のようなものが。ヒヨコの頭みたいですけれど。これは何だろう？（D2）だいたいこのぐらい。1'59" **質疑段階**：①ひよこの頭、くちばし、首。ここのところ黒いのが似ている（d2 下部）。②真ん中で締めているようなところが似ている。③ガラスの器に何か水みたいなのが入っている（D3）。「ガラス？」木とは違う。白くなっているところ。「水？」白いところ。 **スコア**：① D　　　FC'　　　Ad　　　　　　　1.0 　　　　② D　　　F　　　　A　　　P　　　1.0 　　　　③ DS　　　FC'　　obj・water　　　1.5
C-5 カードⅤ	**反応内容**：3" これはコウモリのお化け。こんなハサミはないけれど（d2）、ひょっとしたらハサミかな。まさか指でもないでしょう。ここだけなら何かの体。1'35" **質疑段階**：羽の広がりがコウモリみたい。頭、羽、ハサミのような部分。結局コウモリと違いますか。 **スコア**：　　W　　　F　　Aお化け　P　　　1.0

表 10-5　【事例 1】脳血管性認知症のプロトコル　C-1

Ⅰ	**自由反応段階**：15" セミ。40" **質疑段階**：羽根が大きいから。セミが羽をいっぱい広げる。 **スコア**：　　W　　　FM　　　A　　　P　　　1.0
Ⅱ	**自由反応段階**：15" 何に見えるって。これは 2 匹。30" **質疑段階**：耳（d4）は小さいし、何に見えるかな。手を合わせている。動物でも何かは分からないけれど、手と手を合わせているから、わりとしっかりした動物。足もちゃんとわかる（d2）。赤いのなしで……。耳か？小さい耳しているからはっきり何か分からない。 **スコア**：　　W　　　FM　　　A　　　P　　　1.5

Ⅲ	**自由反応段階**：30″ ここが離れているから人間ではない（D5 と D6 の間）。つながっていたら人間。つながっていないから人間ではない。1′ **質疑段階**：肩から腕にかけて（D7）。姿は人間に見える。顔・のど・手・足。人間にはこんな細いところはない（D7 D3 結合部）。 **スコア**：　　　W　　　F(H)　　　P　　　　　　1.0
Ⅳ	**自由反応段階**：15″ 人間の顔があって、目もまゆ毛もあって、ちゃんと毛があって、顔がある。衣装も着けてこういうふうになった。足もあるし鼻もあって。1′ **質疑段階**：顔、目、鼻、まゆ毛、こんな細い腕（d1）はないから着るものによってこんなになっている。鼻が長い鼻やな。頭の毛。足（D2）。 **スコア**：　　　W　　　F・Fc　　　H・cloth　1.5
Ⅴ	**自由反応段階**：5″ チョウチョが飛んでいる。羽があるから。20″ **質疑段階**：羽（D1） **スコア**：　　　W　　　FM　　　A　　　P　　　1.0
Ⅵ	**自由反応**：20″ 動物にしてもちょっと違うな。羽を広げている。1′20″ **質疑段階**：やっぱりわからない。 **スコア**：Failure
Ⅶ	**自由反応段階**：10″ チョウチョの種類のもの。体が小さい、羽が大きい、全体がちょう。45″ **質疑段階**：羽がようけいあるのに、体が小さい。（D1 ちょう　D2 羽　D3 羽） **スコア**：　　　W　　　F　　　A　　　　　　　−0.5
Ⅷ	**自由反応段階**：25″ 動物が2匹ここにひっついているように見える。尾っぽがあって、足があって、何かに登っている。1′ **質疑段階**：動物（D1）、尾っぽ。足。 **スコア**：　　　D　　　FM　　　A　　　P　　　1.0
Ⅸ	**自由反応段階**：15″　これは動物ではない。ここ（D4）が動物で、何かに登りつめているところ。よく分からない。ここは動物に決まっている。1′15″ **質疑段階**：ここ（D4）以外はわからない。 **スコア**：　　　D　　　FM　　　A　　　　　　−2.0
Ⅹ	**自由反応段階**：15″ ①これだけは動物に決まっている（D4）。②これは何か分からない（D1）。何かしら。カニではないかな。1′20″ **質疑段階**：①尾っぽがあって、手・足もしっかりあるから。②手足が多いから。はっきり分からない。 **スコア**：①　D　　　F　　　A　　　　　　1.0　　　②　　　D　　　F　　　A　　　P　　　1.0

3)　考察

表 10-4 の事例 C-2 の例の場合、最初からややこしいという混乱が語られながらも、何か 4 つ足のものに見えたのであるが、足の付け方が悪いことが検討されている。

さらに頭に当たる部分のくぼみが気になり、これは男ではち巻きとなっている。そこから連想が働き、女の場合は手ぬぐいをするという話になる。そして、結局のところはカエルの足となるのである。この反応は、頭の部分のくぼみであるとか、水かきのような足の特徴など、図版の部分部分には極めて忠実で、細かなところまでよく見られている。その点では現実に即しているのであるが、質疑の段階では足の指摘があるだけで、全体として反応にまとめ上げることができないでいる。事例 C-3 の反応は、全体というより、部分部分にそれぞれ正確な反応を与えている。中でも、①ヒヨコの頭はくちばしの形や首の指摘があり、インクの黒さがヒヨコに似ているという奇妙な指摘がある。これはおそらく、図版の状況を正確に見取ったことが災いし、理由付けとして持ち出されてしまったと考えられる。黒さがヒヨコを確定することはまずないし、毛並みというのであれば、くちばしの下にあるのはおかしい。微小な部分反応でありながら、やはり統合という点では困難が伴っている。事例 C-5 は全体反応でありながら、よく羽に見られる先の部分 (d2) にとらわれ、ハサミ、指となり、自由反応段階だけでは全体統合ができていない。質疑段階になってようやく、結局コウモリという反応に落ち着いたが、最初はこのハサミが反応にうまく組み込めず、お化けという反応であったと思われる。このような脳血管性認知症の反応の特徴は、部分の細かな特徴は分かるが、全体として位置づけようとすると不自然さやおかしさが目立ち、結局全体がどうなっているのか分からず混乱を招いてしまうという点にある。次に、事例を通してロールシャッハ反応全体を考察する。

このプロトコルの反応は、3 つのレベルの反応に分けて考えられる。1 つ目は I, V, VIII, X カードに見られる平凡反応である。特に問題なく、平凡反応が見られており、混乱もない。2 つ目はよい質の反応である。

IV カードは陰影のあるカードであり、処理が難しい。しかし、敏感に
この陰影を感じ、目やまゆ毛、鼻（しかも長い鼻という吟味もある）と
して反応に織り込むことができている。さらに手の細さがおかしいと感
じられ、服を着せることによって合理化されている。第 3 は、このよう
な吟味の行き届いた反応に対して、これまで述べたような脳血管性認
知症の反応特徴をよく示していると思われる混乱した反応で、II，III，
VI，VII，IX に見られている。II カードは d4 部を耳としたが、小さい
ことが気になり、結局何の動物かを限定できなかった。おそらく、第 2
の吟味の行き届いた反応まで高められるであろう反応であったが、平凡
反応レベルにとどまらざるを得なかった。III カードも同様で、D5 部と
D6 部の間にすき間があるので、人間には見えないと述べている。他の
部分はそれぞれに指摘があり、全体像として人間が見られているにもか
かわらずすき間や細さが気になり、結局、人間の姿に見られながらもし
きりにおかしいと言われることになった。

　VI カードは一度反応したものの分からなくなり、反応に失敗してい
る。VII カードはチョウの羽が大きすぎると吟味されながら、切り離す
ことができない。IX カードでは、D4 部が動物に決まっていると断言さ
れただけで、吟味はなく、他のところは分からないと全体の統合もな
い。「○○と決まっている」という表現は、現実の吟味を超えた思い込
みの強さも示すこととなり、部分的な確信のあるがゆえに、全体を見よ
うとしない傾向をも示されている。

　以上の反応から、脳血管性認知症の場合、現実を吟味する力は認知症
の程度が中度になっても保たれており、かなり細かな部分にまでその注
意力は行き届いていることが理解される。しかし、分かる部分があるだ
けに本人にとっては混乱が大きなものとなる。部分と全体の統合ができ
ない。時には部分的な確信から全体を見ることができなくなることもあ
り、総合的なものの見方ができなくなると考えられる。そしてその混乱
が本人にも分かるので、正しく判断しようという態度がさらに強まり余
計にこだわることになる。そして結果的には混乱してしまうのである。
ここが脳血管性認知症の高齢者にとって、最もつらいところであると考

えられる。

2.　アルツハイマー型認知症の反応の検討
1)　方法

　長期の経過観察に基づき、アルツハイマー型認知症と診断された高齢者のうち、N 式精神機能検査によって中度認知症と判定された者 5 名のテスト結果における反応をそれぞれ検討する（なお、この 5 例のプロトコルは脳血管性認知症と同じく、先の量的集計には含まれていない)。

2)　結果

　それぞれの対象者の属性と量的分析の概要を**表 10-6** に挙げる。参考のため、著者らによる正常高齢者の量的分析結果（N = 20、平均年令 82.5 歳）を付加している。**表 10-7** にアルツハイマー型認知症の典型反応パターンを示していると思われる反応を挙げた。さらに**表 10-8** には事例を挙げ、各反応の特徴を考察する

3)　考察

　事例 A-1 の反応は、第 1 カードのコウモリに始まり、ほとんどすべてのカードがコウモリ（Perseveration）であった。特徴として、領域を自在に切り取ったりつなぎ合わせたりして、コウモリを作成するというものであった。Ⅲ カードの場合、下部 3 分の 1 は切断され、d2 部を両方から中央に寄せるとコウモリになると述べられ、現実の吟味は全く行われていない。事例 A-3 の反応は木という反応がありながら、領域の指摘のみがあり、他の指摘は全くない。事例 A-5 ではさらに微小な部分に反応が与えられ、反応として使用されている領域は全体のごくわずかの部分しかない。このように、アルツハイマー型認知症の場合、脳血管性認知症に見られたような、部分と全体との統合過程での混乱は全く見られない。脳血管性認知症があれでもない、これでもないというように反応が決定されていくのに対して、アルツハイマー型認知症の場合はぽんと提示される印象がある。

表 10-6　アルツハイマー型認知症（中度）

事例	A-1	A-2	A-3	A-4	A-5	正常高齢者
年齢性別	74歳女性	83歳女性	73歳女性	75歳女性	69歳女性	n=20 82.5歳
HDS N式	15点 54点	5点 43点	未施行 48点	11点 41点	10.5点 47点	31.1点 93.2点
R・Rej.	12・0	13・3	9・2	3・7	9・2	16.3・0.8
W:D:d:Dd （%）	42:8:8:42	23:31:8:31	33:56:0:11	67:0:0:33	33:44:22:0	54:41:0.8:5
F%・F+%	83・42	62・46	89・33	33・100	89・78	52.4・80.9
Average F・L	-0.17	-0.15	-0.05	1.33	0.72	1.0
Determinant	CF1	FM4 FC'1	FM1	M1, FM1	C'F1	
H%	0	8	0（addに有）	33	22	12.7
A%	75	77	89	66	44	57.1
P	1	1	2	1	3	4.7

表 10-7　反応例

A-1 カードⅢ	**反応内容**：10" だんだん複雑になってきますね。左右だいたい同じですよ。黒いところだけでできないのですか？コウモリにするなら赤はやめて、下を切って羽を広くしたほうがよく、ここ（d2）をこの方へもってくっつけるのがよい（中央）。図案だから仕方ないけれど赤は抜く。 **質疑段階**：D3の上のラインを境に上部がコウモリ。d2を中央に寄せると指摘する。 **スコア**：　　dr　　　F　　　　A　　　　　　　-2.0
A-3 カードⅥ	**反応内容**：8" これは何かの木やねー。23" **質疑段階**：D2部。他の指摘なし。 **スコア**：　　D　　　　F　　　　pl　　　　　　　1.0
A-5 カードⅠ	**反応内容**：25" ①真ん中のは人の足。②角にもみえる。 **質疑段階**：①人の足。②角。 **スコア**：①　d6　　　F　　　　Hd　　　　　　　1.0 　　　　　②　d3　　　F　　　　Ad　　　　　　　1.0

表10-8 【事例2】アルツハイマー型認知症のプロトコル　A-2

I	**自由反応段階**：3" ①コウモリ。35" コウモリ。②チョウ。1'20" **質疑段階**：①羽。顔が似ている。②（D2 下部）小さく飛んでいる虫。羽。 **スコア**：①　W　　F　　A　　P　　1.0　　②　　dr　FM　A　　　　-1.0
II	**自由反応段階**：13" ①動物。②ランプ。1'05" **質疑段階**：①見えない。いや見える。動物（D1 + S + d1　周辺）。②灯火のランプ。それに見える。 **スコア**：①　dr　　F　　A　　　　-1.0　　②　　S　F　obj　　　1.0
III	**自由反応段階**：45" これやというのが見つからない。1'10"①目（d2）とか。②金魚。1'20" **質疑段階**：①手（d3）と足（d1）がある。人間。 **スコア**：①d→D　　F　Hd→H　　　　　-1.0 **質疑段階**：②赤いところが金魚。黒いのもいてる（D7）。 **スコア**：②　D　　　FC　　A　　　　1.0 　　　　　　　D　　　FC　　A　　　　1.0 　　　　　　　D　　　FC'　A　　　　-1.0
IV	**自由反応段階**：7" 牛のように見える。顔。牛。45" **質疑段階**：耳がある（d1）。角（d2 横空白部）。 **スコア**：　DW　　F　　Ad　　　　-1.5
V	**自由反応段階**：16" ①馬が走っている。②足。とんでいる。鳥ではなくて……。1'20" **質疑段階**：①足がある（d2）。②足（d1）、牛（D2）とびはねている。 **スコア**：①DW　　F　　A　　-1.5　　②　　D　FM　A　　　1.0
VI	**自由反応段階**：10" 何も見えません。名前が付けられへん。55" **スコア**：Reject
VII	**自由反応段階**：10" 難しい。全然わからへん。竹のカゴに見えます。1'05" **質疑段階**：忘れ。 **スコア**：Failure
VIII	**自由反応段階**：14" ①松飾り、他にはない。②小さい小鳥。上がっていく。50" **質疑段階**：①松2本ささっている（D2）。②似ている。はねてないし、飛んでないけど。 **スコア**：①　dr　　F　obj　　-1.0　　②　　D　FM　A　　　1.0
IX	**自由反応段階**：20" ない。1'05" **スコア**：Reject
X	**自由反応段階**：8" ない。35" **スコア**：Reject

　吟味と呼ぶことができるなら、事例 A-1 に見られるような無理やり
作りだしたゲシュタルトでさえ、本人の吟味には叶うが、客観的基準か
らは全く正確さを欠いている。しかも、本人はそのことに気付いていな
い。つまり、葛藤がないのである。

　次に挙げる事例は以上のようなアルツハイマー型認知症の反応特徴を
よく示している。I，II，VIII カードに見られる独特の部分反応は異常
部分反応の中でも稀有部分反応と呼ばれるもので、形態水準の良い場合
は高い能力を表すこともあるが、この場合どれも形態水準が非常に低
い。この形態水準の低さはやはり本人なりには吟味はあるのだろうが、
現実的に検討されていないことを示している。さらにこのプロトコルは
これまで述べた特徴に加え、部分を全体に当てはめようとする DW 傾
向（作話的全体反応）を示している。IV カードでは両側の d の部分を
耳と見、図のない空白部分に角を見、だから牛と全体が結論づけられて
いる。V カードでも足があるから馬が走っているという表現になって
いる。微細部分から徐々に全体を判断するという傾向は他にも見られ、
III カードの d2 の目から手、足で人間と判断される反応や、赤い所が金
魚であるのみならず黒い所までも金魚になり、結果的に形態水準が低下
している。

　アルツハイマー型認知症では現実検討がないことにその特徴がある。
判断のきっかけは微小部分であり、そこから全体を無理やり判断する場
合もあれば、微小部分だけにとどまることもある。また、独特な部分的
判断も多い。このような特徴は実際の状況が把握できないという状態に
通じ、現実とは大きくずれてしまうことになる。しかし、本人には葛藤
がなく、従って混乱もない。この点がおそらくは脳血管性認知症に比べ
て、アルツハイマー型認知症が多幸的だと言われる所以であろう。

10−4　まとめ：精神老化と発達から見た差異

1.　精神老化から見た脳血管性認知症とアルツハイマー型認知症の差異

　脳血管性認知症とアルツハイマー型認知症の病型によるロールシャッ
ハ反応の違いは、認知症程度が中度となって反応領域（把握型）に顕著
に示された。

　田形（1979）はロールシャッハ・テストにおいて精神老化は把握型に
現れると報告している。Ames や Klopfer W.G. らの報告によると、高
齢期には W ％が多くなると言われてきたが、判別分析の結果では高齢
者群はむしろ W ％は減少し、D ％が増えている。さらに、分析の過程
では判別関数の重みの大きい変数として W ％とともに今回脳血管性認
知症とアルツハイマー型認知症に両タイプに多く見られた Dd ％が挙げ
られていることも注目に値する。また、下仲（1991）は高齢者のロール
シャッハ反応の各スコアから加齢要因と認知症要因を抽出しているが、
認知症要因として d ％を挙げている。これらの結果は本研究の結果が精
神老化過程と認知症化過程の両側面からどのように理解されるかという
点で多くの示唆を与えてくれる。

　本研究の結果では脳血管性認知症の場合、部分的な把握は可能である
が、その知覚を全体として統合する過程に困難が生じている。指摘は部
分にとどまり、結果として D 反応が増えることになる。この過程は田
形が正常高齢者の反応過程を想定している第 1 のパターン、老化により
生命エネルギーが低下し、ブロットに対する関心が低下したため、比較
的反応するのが容易な D 領域に 1 個ないし 2 個の反応を与えて反応を
終えるとしている反応のパターンとは若干異なる。先の反応にも見たよ
うに、脳血管性認知症の彼女たちはもっと反応することにエネルギッ
シュである。この点で、小野（1973）が報告したように、現実への参加
意欲は旺盛である。しかし、そのエネルギーが統合された反応に結びつ
かない。脳血管性認知症の彼女たちの反応はむしろ田形が想定している
第 2 の反応パターン、全体反応を与えるための柔軟性（細部にとらわれ

ない）の欠如と、部分の全体統合能力・適切なブロット分割能力の欠如であると考えられる。そしておそらくここに認知症の影響が大きくあり、正常老化とのあいだに量的な違いが生じるのであろう。よって、正常老化とは質的には同じ精神老化過程を体験しながら、量的には加速された状態と考えることも可能となる。

　これに対してアルツハイマー型認知症の場合は、状況が少し異なる。下仲がd％を認知症による影響を受けやすい因子として取り上げているように、正常の加齢による精神老化ではあまり現れない側面が強く現れる。彼女たちは微細な部分知覚に敏感であり、時にはこの小部分から全体を判断しようとしてしまう。そこにこだわりはない。よって、精神老化の指標であるD領域すらも検討されず、この点からも現実的な問題の解決がかなり難しい状態にあることが理解される。つまり、把握型から考えた場合、アルツハイマー型認知症は正常の精神老化や脳血管性認知症とは異なる状態が生じているのではないかと考えられるのである。

2.　脳血管性認知症とアルツハイマー型認知症の混乱の差異について

　これまでは、ロールシャッハ反応の形式的な側面から精神老化と生涯発達の観点から考察してきた。では、ここで今一度、これらの過程が本人にとってどんな混乱を引き起こしているかという問題について具体的に考察したい。

　これまで見てきたように、認知症の高齢者は現実に沿ったものの見方が難しくなっている。そしてその難しさは中度の場合、脳血管性認知症とアルツハイマー型認知症で異なる。脳血管性認知症は部分は分かりながらも全体が分からず、一生懸命にこだわって吟味しようとするが統合できない。分かるがゆえに混乱してしまうという特徴がある。一方で、アルツハイマー型認知症の場合は微小部分から全体を判断してしまう傾向がある。そして本人には混乱は見られない。

　例えば、一人の高齢者が病院で入院しているとする。そこに家族が面会に来る。脳血管性認知症の場合、家族がいるということも分かるのだが、ここは病院であるということも分かっている。しかし、家族がなぜ

病院にいるのかが分からない。面会時間に家族が来ているということが分からないのである。そこで、「あなたはなぜここにいるのか」という奇妙な問いを発したり、「誰かに見つかるから早く帰れ」と追い返したり、「ここは病院よねー」と何度も確認するといった言動が生じてくることになると考えられる。分かっている部分がかえって混乱を引き起こし、本人もそのことに気付いているので、抑うつ的になったり、拒否的になったりという状態に陥りやすい。

　一方、アルツハイマー型認知症の場合は、目の前に家族がいるだけで今いる場所が家になる。そこに混乱は見られない。もちろん、これらの例は認知症高齢者の状況判断を説明するために非常に単純化したものである。記憶障害や、見当識障害という認知症の中核症状の程度がおそらくは大きく影響しているであろうと思われるが、混乱の仕方に違いがあるということは、これまであまり注目されてこなかった。このような混乱の差異を知ることは現場での介護に多いに役立つであろうと思われる。

　本章では脳血管性認知症とアルツハイマー型認知症と共に生きる認知症高齢者の特徴を、特に中度認知症の認知の差異に着目しながら、精神老化や発達的観点から考察し、また実際に認知症を生きている高齢者の主観的な混乱について理解を深めた。脳血管性認知症とアルツハイマー型認知症では把握型に差が認められている。これまでの精神発達に関する研究では、老化過程は把握型に現れるという見解が多く、また、伊藤・杉村（1959）は「把握型については子ども返りが認められた」と報告している。

　これらの検討から、認知症高齢者の特徴は精神発達の観点からの検討が可能であると考えられた。これまでは特に認知症の側面に焦点を当てて、研究考察を進めてきたが、人間の生涯発達という視点から認知症高齢者の位置づけを行うことも可能であることが明らかとなってきた。これまでは、発達という観点からはとらえられず、正常老化とは異質な病的な状態としてしかとらえられなかった認知症高齢者を生涯発達という連続性のあるカテゴリーの範疇から理解することは、これまで正常老化

の発達心理学しか論じられていない現状に大きな発展をもたらす課題であろうと思われる。以下に、正常高齢者、および幼児との再検討を試み、人間の生涯発達という観点から認知症高齢者の理解を深めていきたい。

第11章　発達研究：幼児と高齢者の比較検討

11−1　高齢者と子どもの比較検討の意義

　これまでは高齢者を対象としてロールシャッハ・テストによる人格分析を行ってきた。認知症高齢者のプロトコルを検討して理解されたことは、認知症によって、保持される機能と急激に低下する機能があり、全体がアンバランスになるため、悪循環が生じやすいという状態であった。中でも、第10章の認知症の病型の違いによる検討の中で得られた、アルツハイマー型認知症の把握型の変化は、人間の精神発達を考えるうえで、非常に興味深い結果であった。本章では実際の子どものロールシャッハ反応を比較群として、認知症高齢者の反応の特徴を発達的に検討することにする。

　介護現場では認知症高齢者を子ども返りととらえているところが少なくない。ところが、このような理解の仕方は時として高齢者をひどく傷付けることとなっている。周囲の子ども扱いにすっかり自信をなくし、込み上げてくる怒りや悲しさのために症状が増大したりする場合もある。果たして認知症高齢者は発達過程を逆行し、子どもの心理状態に戻るのであろうか？

　これまでにも、幼児のロールシャッハ反応については欧米や日本の研究家が多くの報告をしてきた（Ames L.B. 1974、Meili-Dworetzk 1956、小沢 1970、辻 1955）。幼児期から高齢期を網羅する研究は Ames の系列法によるものがあるが、両者を比較検討した研究はない。本研究による初めての検討である。

　この調査の目的は、人間の精神機能の生涯発達という観点から、人生早期の発達過程と、人生後期の発達過程（以前は衰退過程と呼ばれてい

たもの）を比較検討するものである。例えば、2歳の子どもの場合、イ
ンクブロットに対して、その特性をとらえたイメージの喚起は可能であ
るが、表現のすべはなく、説明することができないと言われているが、
認知症高齢者にも、この現象によく似たことが生じる。さらに、3歳の
子どもの場合、細部への反応が可能であるが、全体を統合することがで
きない。そして、これも認知症高齢者の反応にはよくあることなのであ
る。反応の特徴が類似するからと言って、そのことがそのまま認知症高
齢者の子ども返りを意味するとは考え難いが、生涯発達という大きな観
念から人間を考えたとき、両者に何らかの類似点と相違点があるのでは
ないかと考えられる。本研究は幼児と高齢者の反応について、発達的に
検討することを目的とする。

11-2　幼児のロールシャッハ反応

1.　先行研究

　子どものロールシャッハ・テストについての研究は、今までに数多
くある。板谷（1965）によると、1944年に Swift J.W. が初めて3歳児
にロールシャッハ・テストを試みて以来、Ford M.（1946）、Schachtel
A.H.（1956）の研究を経て、1952年に Ames L.B. が幼児の年齢標準の
作成を行ったと言う。1956年には、Klopfer B. らが "Deveropments in
the Rorschach Technique" の中で、固執反応の分析から、精神分析学
理論と、発達心理学理論を導入し、幼児の現実吟味能力の獲得過程を検
討しているほか、Meili-Dworetzki がピアジェ（Piaget J.）の発達理論
とゲシュタルト心理学を導入し、各サインの発達的意味づけをしている
と言う。

　日本では1958年に児玉が、先に述べた Meili-Dworetzki の追跡調査
を行ったのを皮切りに、1960年頃から井上（1961）による反応の曖昧
さの研究、越智（1964・1972・1977）や飯田（1964）の縦断的研究のほ
か、板谷（1963・1965）、田口（1975）らによる幼児のロールシャッハ

反応に関する文献がかなりある。それぞれの研究でデータが提供されているが、1970年、小沢によって日本における子どものロールシャッハ反応は、集大成された。今回は幼児期に限っての見解を概観してみることにする。

　ロールシャッハ・テストが何歳頃から可能になるかという問題に関しては多くの研究者が言及している。小沢（1970）によると、Klopfer B.（1956）は3歳から意味あるロールシャッハ反応が得られると述べており、片口（1966）は人格診断に利用するなら学童期以降、適応と言う意味では2歳から可能であることを述べていると言う。子どもの精神的な特徴を知る上でこのテストが何らかの情報を提供できるようになるのは、おおよそ2歳ぐらいであろうというのがほとんどの研究者の意見である。

　この問題を先に述べたような知覚の発達という観点から考えるとき、その背後に非常に重要な背景があるのではないかと著者は思う。つまり、日常的なものではない得体の知れないものに出会ったとき、そのものとの関係で子どもの中にイメージが喚起されるようになるのは、いつ頃からかという深い問題が潜んでいる。

　例えば、小沢（1970）が示した2歳0カ月の男児の例を挙げる。最初、このA児は渡されたカードを本だと思って開こうとする。そしてできないと言い、再度のテスターの教示に、カードを全部取ってしまい、そろえた後反応し始めるのである。「これは……、これは……」と手当たりしだいに見る。カードVIIIで、「わあー、きれいね。なんてきれいなんでしょう、これは」、カードXを見て、「わあーきれいね、これは花火かな」。ひと通り見てしまうと、カードを全部重ねてケースに入れ、再び全部出して、「これはすごいのかな、きれいのかな」と1枚ずつ見る。黒色のカードのときは、「わあーすごいのだった！」、色彩カード（II，III，VIII，IX，X）のときは、「きれいなのだった！」と言う。カードIXを見て、「わあー、きれいね。お花かな、お花咲いてきたの、ほら」、傍の積み木をカードの上に乗せて、「こう咲いてきたの」、カードXの上にも乗せて、「お花咲いてきたの、ほら」。この男児

は、カードを眺める以前にカードを弄び、その中でお花、花火という2
つの反応を示した。小沢はこの反応から、ロールシャッハ・テストが行
動という型で2歳児の心理学的側面をとらえたことに注目している。著
者がこの事例に触れて感じたのは、行動の中から生まれてきた色彩カー
ドに対する「きれいの」という表現である。この段階で概念を規定する
ような形はない。ほとんど直観的な感じがストレートに述べられている
のみだが、この感じはまぎれもなくブロットの特質によってこの男児の
心の中に湧き上がってきた感じである。形をもたない感覚が湧き上がっ
ており、次の花火という曖昧な形態を持ったイメージへとつながってい
く。そして今度は「すごいの」という表現が加わる一方、お花の概念が
まとまりを見せる。「お花が咲いてきたの」はおそらく本児のイメージ
の中に浮かび上がってきた花の様子を表しているのではないかと思う。
吟味機能がないという点で、ものはまだ対象物として客体化されていな
いが、本児の自分なりの形で得体の知れぬものを意味付けていく過程が
はっきりと見て取れ、興味深く思われた。おそらく、このような反応は
2歳が限界だろう。この例を見る限り、ブロットとの関係からイメージ
が喚起されていると判断できるように思う。

　次に、2歳からの発達的見解である。先に挙げた例のように、ブロッ
トとイメージ喚起の観点から子どものロールシャッハ反応の発達をとら
えたのは Fox J.（1956）である。彼は幼児の繰り返し反応から、作話反
応への移り変わりを述べている。2歳から4歳頃、幼児はブロットへの
反応ではなく、テスト状況全体への反応として Klopfer B. ら（1941）の
言う繰り返し反応（10枚の図版に同じ反応をするもの）を与える。そ
の後、3歳から5歳の段階では、現実をいくぶん吟味する方向に発達し、
ブロットのある部分を何かのイメージに結びつけると言う。しかし、部
分が全体に広げられてしまうので、ブロットとイメージの形態の適合性
はひどく崩れている。このような反応は作話（Confabulation）と呼ば
れる。さらに、4歳から6歳頃にはブロットに対し、多くの部分の指摘
が行われるようになり、イメージとブロットを比べるという吟味能力も
高まってくる。色彩や、濃淡を意識し始めるのもこの段階である。しか

し、まだ体系的な統合力に欠けているので、多くの矛盾が含まれている反応（作話結合反応、Confabulatory combination）であると言う。彼はこのような知覚発達をピアジェの発達理論を用いて考察し、1、2段階では同化のプロセスの優位性に、3段階では調整のプロセスの優位性に注目した。Fox の観点は単なるサインアプローチでは得られない、図版と被検児の関係をとらえていると思われる。このような観点に従い、より早期の反応について考察を深めたいと思う。

2.　調査

1）　対象

幼児 23 名。うち 2 名は在宅幼児、21 名は大阪市内幼児生活団に通園する幼児。

2）　方法

ほとんどの場合、母親の同伴のもと、個別法でロールシャッハ・テストを行った。質疑はカードごとに行った。施行法は先に引用した小沢の子どものためのロールシャッハ技法に従い、スコアはクロッパー法に従った。1 名はすべてのカードを拒否したため、量的な分析には含まれていない。

3）　結果と考察

表 11-1 に先行研究の結果と本研究の結果を示す。

①　量的検討

子どものロールシャッハ・テストは、従来から指摘されているように反応の曖昧さにその特徴がある。反応単位の曖昧さ、領域把握の曖昧さ、決定因の説明のなさ、反応内容の変わりやすさなど、スコアをするのは非常に難しい反応が今回の調査でも続出した。今まで多くの結果が発表されているが、数値の一致性が低いのは記号化の際の調査者の判断の違いではないかと思われた。対象数が少なくさらに 2 歳、3 歳児は反

表 11-1　子どものロールシャッハ反応

	眞砂（篠田）（1991）			Ames（1952）			小沢（1970）		
	4 歳	5 歳	6 歳	4 歳	5 歳	6 歳	4 歳	5 歳	6 歳
R	11.9	16.2	21.3	16.2	21.3	16.2	13.8	17.7	21.1
Rej.	3.2	2.5	1.8	2.5	1.8	2.5			
W%	49.1	42.2	42.0	42.2	42.0	42.2	45.5	34.1	34.6
D%	34.7	40.6	52.0	40.6	52.0	40.6	49.4	54.8	53.2
d%	6.4	8.6	0.0	8.6	0.0	8.6			
Dd%	7.0	6.0	3.6	6.0	3.6	6.0			
S%	0.7	3.8	1.4	3.8	1.4	3.8			
F%	86.4	80.8	69.6	80.8	69.6	80.8			
F+%	66.0	76.3	65.1	76.3	65.1	76.3			
F·L	0.8	0.7	0.8	0.7	0.8	0.7			
M	0.3	0.5	1.3	0.5	1.3	0.5	0.7	1.2	0.7
FM	0.6	1.0	1.3	1.0	1.3	1.0	0.8	1.0	1.7
m	0.1	0.8	1.8	0.8	1.8	0.8	0.2	0.4	0.6
FC	0.2	1.0	0.5	1.0	0.5	1.0	0.7	1.0	1.6
CF	0.9	0.5	1.8	0.5	1.8	0.5	0.8	1.4	1.2
C	0.0	0.0	0.0	0.0	0.0	0.0	0.1	0.1	0.0
VIII~X%	27.7	28.8	30.7	28.8	30.7	28.8			
SumC	0.9	0.8	1.5	0.8	1.5	0.8	1.2	1.9	2.1
P	2.4	2.8	4.8	2.8	4.8	2.8			
H%	4.8	15.4	10.5	15.4	10.5	15.4			
A%	58.2	70.7	55.7	70.7	55.7	70.7			
CR	3.8	3.8	6.8	3.8	6.8	3.8			

応の記号化そのものが難しいのでここでは取り上げていない。

　数値の上から年齢的な変化がはっきり見て取れるのは、反応数の増加と拒否の減少である。これは従来の結果とも一致しており、状況に対する反応性は 4 歳から 6 歳に向けて、着実に増加して行くと言える。クロッパー法では成人の平均反応数が 20 〜 45 であるので、6 歳にはほぼ大人と同じだけの反応数を示せていることが分かる。また、反応領域では、今回は W％に大きな変化が認められなかったが、D％は 4 歳から 6

歳にかけて増加し、D％，Dd％は減少している。4、5歳では微小部分
に注意が行くようだが、その傾向も6歳になると弱まり、D部分に統合
されていくようである。ところでMeili-Dworetzki G.（1956）が把握様
式の発達として次のような3段階の発達を述べている。これは、幼児の
発達は、まず、未分化な全体知覚・曖昧なWの時期があり（〜5歳）、
次に、分析的知覚・Dの時期（5〜7歳）、さらに統合的知覚の時期（8
歳〜）へと移行していくというものである。また、Hemmendinger L.
（1953）は、同じような過程を想定しているが、未分化（3歳〜）、分析
（6歳〜）、統合（9歳）というもので、Meili-Dworetzkiよりも期間は
長い。この説では、3歳から未成熟な全体知覚の時代が始まり、4、5歳
では部分的にかなり興味を持つが質は未分化、6歳ではdd, drが増加し、
統合の努力がないと言う。

　10歳になり、Dd反応は下降してやっとW反応が成熟するというも
のである。今回の数値からすると、6歳ではdd, dr反応はより少なく、
4歳から6歳が全体の曖昧知覚からDレベルの分析的知覚への移行期で
はないかと考えられた。

　決定因では形態反応にあまり変化が見られていない。年齢が上がり、
他の決定因が増えるに従って、F％が減少することは容易に推察できた。
しかし、上昇するであろうと思われた形態水準が上がらず、F+％も6
歳児が意外と低いと言う結果になってしまった。N＝4という少なさな
ので、1人のスコアが全体の数値に大きな影響を及ぼすことも考えられ
たが、F+％＝87％が1人いただけで、後の3人はやはり低い（それぞ
れ58，53，62％であった）。数値的には低いが、おそらく反応の質とも
大きく関係しているのであろうと思われた。

　2、3歳の幼児は図版の色の変化には気付いてはいるが、反応として
はなかなか生じにくい。6歳頃、ようやく形態が色彩を伴って合理的に
処理されるようになると言われている。今回、最も早い年齢で色彩反応
が現れたのは、3歳7カ月児のブタであった（VIII，FC，P）。早い年
齢で、いきなりFCが現れ、著者も少し戸惑ったが、このぐらいの年齢
でもPレベルの形態に色を組み込むことが可能であった。色彩刺激に

対する反応は VIII ～ X％，SumC の数値に見られるように、増加して
いっている。今回の調査は、色彩反応が少ない。Ford M.（1946）や、
小沢の報告では、Cn 反応や C 反応が色彩反応の初期の段階として現れ
ることが述べられているが、この反応も今回の調査では、現れることは
なかった。これはおそらく色彩図版の拒否の多さに由来するものではな
いかと思われた。

　運動反応では、FM 反応が 1 つ現れるのが 4 歳（Ford）、M 反応が 1
つ現れるのが 6 歳（Piotrowski Z. 1957）という報告がある。今回の集
計でも同じような結果が得られた。FM 反応は「怪獣」の形をとって
3 歳 11 カ月児のプロトコルには現れているし、M 反応は 4 歳 6 カ月児
（I）と 4 歳 7 カ月児（III）にそれぞれ見られている。また、m も今回
多く見られている。

　その他の反応決定因については、ほとんど現われなかったので取り上
げなかった。内容については次の事例検討で触れるので、ここでは省略
する。

　＜まとめ＞
　4 歳から 6 歳にかけて反応数は増加し、6 歳頃には成人と同じ反応性
を示すようになる。しかし、その内容は未分化で、とくに形態の吟味機
能はまだ弱い。把握様式は 4、5 歳の曖昧な全体反応から 6 歳には D 反
応へ移行している。2、3 歳では記号化が困難だった反応も、4 歳にはど
うにか記号化できるようになり、形態が現れてくる。また、形態反応
から運動反応、色彩反応も見られるようになっており、ブロットの特性
にも敏感になってくる。その意味ではロールシャッハ的には、4 歳頃に
一つの発達の節目があると考えてもよいように思われた。

　②　事例検討
　　ここでは、実際の幼児のプロトコルに戻り、細かに検討したい。

事例 1：2 歳 8 カ月、男児

<u>I カード</u>

5" はっぱの怪獣。森の中におる。10"

質疑：これとこれ。これ身体（左右 D2）。全部。一匹いてる。

<u>II カード</u>

10" 英語のマンガといっしょ。バナナ。16"

質疑：ここ。（D3）（場所の指摘のみ）

<u>III カード</u>

5" ばくだん。6"

質疑：「どれ？」ここ（D1）「どうして？」ばくだん……

<u>IV カード</u>

5" 木の森。10"

質疑：これー（W）。何でってそうやんか。

<u>V カード</u>

2" かいじゅう。鳥かいじゅう。10"

質疑：これ全部鳥やー。

<u>VI カード</u>

10" スベリ台。18"

質疑：ここするするって（中央黒い部分）。

<u>VII カード</u>

6" おにかいじゅう。10"

質疑：中におる。（S）雲（D1）の上にいるの。これ、つの、つの（左右 d2）、おめめ（D3）。

<u>VIII カード</u>

5" はっぱ。16"

質疑：「どうして？」はっぱー。

<u>IX カード</u>

5" はっぱ。8"

質疑：これ（D1）。

X カード

いやー（Rej.）。

＜考察＞

　今回の調査最年少の幼児のプロトコルである。3 歳にはなっていない
が、9 枚のカードに対して反応が可能であった。インクブロットを見て、
イメージが喚起されていることは確実であるが、形態は怪獣やはっぱな
ど、はっきりしていないものが多い。「どうして？」と尋ねるテスター
に対して、何でってそうやんかと説明はほとんどなく、自明のこととし
て語られている。III カードで爆弾というイメージが出ているが、中央
赤色部分に関しての反応であり、色彩から現れたイメージであること
は間違いないだろう。次の IV カードでも木の森という、カードの特徴
を掴んだように思われる反応を与えているし、VII カードでは雲が反応
に組み込まれている。このぐらいの年齢で、カードの本質的な特徴を敏
感に感じ取る能力は十分有していると思われる。しかし、言語では表
現できない。言語は主体と客体をつなぐ機能を担っており、客体であ
る「もの」が対象化、客観化されて後に生じるものであることを考える
と、「もの」としてのブロットがいまだ本児には客体化されておらず、
ブロットから得た刺激と一体となって存在しているように思われる。

事例 2：3 歳 11 カ月、男児

I カード

　20” ①やぎみえる。②はっぱにみえる。③影にみえる。④恐竜にみえ
る。⑤スガタにみえる。1'56”

　質疑：①「どんなところが？」角がやぎ。全部やぎさん。「顔だけ？」
違う。全部やぎさん（DW）。②ここら（D2 中央部）。穴はね目にみえ
る。「全部？ここだけ？」全部。③このお顔。影があるでしょう。穴の
開いているところ影。ぽちぽちにみえる（add）。雨のこと（左 d1 付近
下 dd）。④鳥の恐竜。全部。はっぱが羽になっている。白いところ全部
スガタ。「スガタって何？」スガタ……。

II カード

3” ①ちょうちょ（左右 D3）。②ここが靴（D2）。22”

　質疑：①くわがたがちょうちょに羽をちょきんって挟まれた。これが（左右 D3）消えたらくわがたになる。②くわがたが消えたでしょう。ちょうちょの羽が消えたでしょう。だからくつになったの。

III カード

10” ①お化けみたいにみえる（D2）。②ちょうちょ恐竜（D1）。お化けに食べられちゃった。46”

　質疑：省略。

IV カード

8” ちょっと難しいな。ちょっとハサミ怪獣。レッドキング、ゼムラ、ゼット（W）。

　質疑：省略。

V カード

3” ちょうちょにみえる。尻尾にみえる。サンナーにみえる。強いよ。46”

　質疑：全部ちょうちょ。全部消えちゃった。

VI カード

8” サノゴン怪獣。ロボットみたいなの。トンガー怪獣、シンノー怪獣。1'09”

　質疑：説明なし。

VII カード

9” 閉じ込められた。鉄みたいに見える。鉄は強いよー。溶けないよー。おばあちゃん今日きてるよー。1'03”

　質疑：「どうして鉄？」紙が切れそうだった。全部鉄だよ。

VIII カード

4” いろんな色に見えるな。変な色にみえる。レッドキングに見えるな。恐竜にみえる。40”

　質疑：白いところレッドキング（その他説明なし）。

IX カード

6" さっき見たとおんなじ。いろんな色にみえる。汚い色だなー。電気にみえる。お山に見える。いろんなものが見える。1'11"

質疑：さっき、おやまだった（DS）。おやまって電気に見えるよ。白いところ雲。さっき電気っていったところ、これが山（add.）。かにさん。オレンジ色だから。ここが足（D1）。

X カード

6" ①クワガタにみえるぞ。目に見えた怪獣。ロボット、怪獣、ロボットの足。38"

質疑：クワガタ。（D9）2 匹？ 3 匹？ 1、2、3、4、4 ついる（左右 D9、左右 D1）。怪獣（D4）……怪獣（D5）……クワガタが食べる怪獣、ちょうちょが食べる怪獣……。

＜考察＞

このプロトコルで特徴的なのは、小部分から全体への当てはめが起こっていることと（I，DW）、言葉の当てはめが起こっていることである（I，スガタ、影）。先の量的検討のところで少し述べたが、4、5 歳は Dd 反応が多く、特に dd や dr が目立った。一方、曖昧な W％も高い。この例で現われているように、微小部分から全体を判断するという反応様式（DW，Fox の言う作話反応）や、dd の出現から考えると、ブロットの客体化は微小部分、つまり極端に言えば、点から始まるという推測も可能ではないかと思う。言葉の問題を考えても、ちょうど言葉をブロットに当てはめると言う作業が起こっており、先に見た 2 歳児よりは、言葉によって意味付けようという姿勢が強い。また、形を動かせて、ブロットの上であたかも遊んでいるかのような印象も受ける。II カードのクワガタが消え、ちょうちょの羽が消え、だから靴になったのという表現はたぶん認知の転換を示すものだろう。IV カード以降、怪獣の Perseveration が現われ、イメージの固執が見られている一方で、このような認知の転換も可能になってきていることが分かる。ただ、形態は定まらず、一致性もまだかなり低い。

　以下の事例は反応数の多さ、質疑の多さから部分的に省略する。

事例 3：4 歳 2 カ月、女児

I カード
22" 怪獣。目（上部 S）、口（下部 S）、足（D1 先端）。手（d4）、足（d2）。

II カード
10" 目（D3 中央）、鼻（S）、口（d1）。「どうして？」わかれへん。

III カード
8" お化け（d1 と D8 内部 pointing）。リボン（中央 D1）。

IV カード
5" ぞうさん。これがお鼻（D1）、頭（d2 を含む上 1 ／ 3）、おめめ（中央内部）、耳（d1）、足（D3）。

V カード
3" わからない……鳥。「どうして？」わからない。「どこ？」お顔、耳。羽、足（W，P）。

VI カード
4" 牛。口（d1）、羽（D2）、足（d2）。

VII カード
3" うさぎ（D4）。ぴょんぴょん飛んでる。耳があるから（d2）。尻尾（D2 先端）、身体（D2）。

VIII カード
11" 指さし。（D1）何かある。分からない。ここ口（D3）。

IX カード
2" お花（D6）。ピンク色ではっぱ（D1）があるから。はっぱはみどりいろやから。

X カード
6" 鳥さん（D10）飛んでるから。これ口（D14）、羽（D9）。

＜考察＞

　反応数は少なめだが、イメージと言葉の対応は先に見たプロトコルより強く見られる。例えば、Iカードでは怪獣という曖昧な形態を持ちながら、部分部分がそれぞれに指摘されており、全体としては統合されていない。これはFoxの指摘する作話結合反応である。その他のカードにもこの反応はいくつか現われており（IIの目、口、鼻とVIの牛の口と羽と足）、見えてきた微小部分をうまく全体に組み込めないままの指摘や、微小部分だけにとどまってしまう断片的な反応傾向が認められる。一方、VやVIIのカードでは、部分と全体との関係がスムーズで、図版との一致性も高い。また、色彩反応、運動反応も言語化され、決定因として機能している。イメージが、内的な形態性を持ち始め、外的対象の吟味機能が働き始めていると思われる。その意味で、ロールシャッハ・テストの上で、主体と客体の分離が現われていると言えるのではないかと思う。

事例4：5歳3カ月、女児

<u>Iカード</u>

8" こうろぎ。カニさんのお手て。60"

　質疑：こことここ（左右D2）、飛ぶやつ（コウモリのこと）。「どんなところが？」ぶつぶつ（D2中央　陰影）。「どこ？」しらん。「カニの手？」ここ（d3）。

<u>IIカード</u>

50" カエルみたい。こんなんしてるの（両手合わせる）。1'38"

　質疑：「どうなってるの？」こうなってるの（カエルの格好）。「全部カエル？」目だけカエル。

<u>IIIカード</u>

4" お人形。これがリボンにみえる。26"

　質疑：鼻みたい。頭、鼻、首（P，d2）。しっぽみたい（D5）。木のしっぽみたい。「全部お人形さん？」鼻と首と頭だけ。だってこの服違うもの。とんがってない（Pの胸の部分）。「木？」だって、こんなん

なってるもの（D5、中央突起、尖っているという意味）。「リボン？」ここがこうなってる（D1、中央が凹んでいると示す）。

Ⅳ カード

1" お化け。怪獣。こんなんやってる、（両手首を下げてポーズ）。35"

質疑：お化けこんなんやってる。幽霊怖い。「全部幽霊？」怪獣の足みたい（D3）。ここが怪獣の顔でひげ、猫のひげ（d2）。ここ、幽霊の手。（d1）。ここ木にみえる（D1）。「幽霊は？」夜出て来るから頭真っ黒け。

Ⅴ カード

2" コウモリ。ウサギさんの羽。31"

質疑：羽が似てる。羽って怖いの。「ウサギさんは？」ここ（d1 突起、耳？）。

Ⅵ カード

15" ここがなかったら蛇にみえる。怪獣 37"

質疑：「ここは邪魔？」ひげがないから。これウサギのひげ。だって蛇さんって寝てるから、立てたらこんな感じ。「怪獣は？」わからん。

Ⅶ カード

20" わかりにくい（Rej.）。

質疑：「今見てもわからない？」赤ちゃんのしっぽ（D2 先端）。ここがお鼻、お口で（D3）、毛（d1）ぴーんてやってる。これ、さっきのみたいにこんなんしてる（d1、手を合わせる）。

Ⅷ カード

9" いろいろな色。ここに口、プチュプチュって。1'04"

質疑：ここ（D3 先端、dd）（両手人差し指を合わせる）。

Ⅸ カード

7" おめめにみえる。目だけ出して隠れてるみたい。後はない。1'02"

質疑：ここ目（中央 S 2つ）。ここ。これみたい（名札のカニを示す）。「どうして？」ここはさみ（d1）。「同じような形してたの？」そう。「色は？」違う。だって（名札は）オレンジ色じゃないもの。「目？」あとはみんな隠れてる。「何の目？」人の目だったら縦にならず

に横になってる。

<u>Ⅹカード</u>

12″ こんなんしてる（手を合わせる）。カニさんここ登っていくみたい。これおめめ、お鼻、お口。1′07″

　質疑：カニさんふたりで登っていくよ（D4）。ここちょうちょの赤ちゃんに似てる（d2）。「どうしてカニ？」2つ目あるけど1つしかない。「目　鼻　口？」目（D10）、鼻（D7）、口（D2）。変なおじさん。男の子で髪の毛（D9）伸ばしている。変なおじさんがカニさん見てる。

　<考察>

　このプロトコルでは、細部にこだわるあまり、全体的な反応ができなくなっているように思われる。例えばⅢカードでも頭部の形から最初人形の形態を見ていながら、下部の突起が気になり、人形として全体像を見られなくなっている。テストする側も、全体反応か、細部の反応か分からず、かなり確認的に質疑をしているが、本児は部分がそう見えることは確かだが、全体として見ると矛盾が起きることに気付いている。むしろ敏感すぎると言っていいほどである。その最たるがⅣカードの幽霊と怪獣である。手の部分は幽霊に見えるが、足の部分は怪獣で、顔には猫のひげがあり、夜出てくるため顔は黒いと言う。結局幽霊は手だけとなったが、本児が矛盾に気付いているだけ、反応が決まりにくく、混乱も大きい。5歳児のプロトコルはこのような混乱が多く見られた。Ⅹカードでは変なおじさんとかにさんが統合されようとしている。作話結合反応より、もう少し全体的な統合に近い反応ではないかと思う。イメージをブロットに当てはめ吟味する方向と平行して、部分と全体の統合調整の動きが見られる。

事例5：6歳1カ月　男児

　<u>Ⅰカード</u>

16″ カニにみえる。ちょうちょ。もうない。28″

　質疑：はさみ（D5）。全体。角（d3）、羽（D2）で飛んでるの。

Ⅱカード

37" ロケット、これがおーっとなってて、細くて火噴いてるところ。こうしたら自動車。煙のでるとこ。これ道路の線。点点々って続いてる。

質疑：全部。火が噴いてる（D1）。「どうしてロケット？」ここが細長くなっているから（D2）。「どうして火なの？」さあ、爆発しているから。「自動車？」煙が出ているから（D1）。道路の線はこれ（D2、自動車は W）。

Ⅲカード

2" カエルさんが誕生日に来たときにネクタイ（D2）してるの。目（d2）、手（D5）、ロウソク（D2）。

質疑：「どうしてロウソク？」赤いロウソク。手をついていらっしゃいと言っているところ。

Ⅳカード

12" 恐竜。

質疑：どうしてって背が高いもん。ドシンドシンって歩くもん。顔（d2）、手（d1）、足（D2）。火ふくところ（D1）。ロケットみたいに飛んでいくねん。

Ⅴカード

6" スーパーマン。マント（D1）、足（d3）、顔（d3）。

質疑：「どうして？」スーパーマンみたいに見える。ここ目（d2先端）。

Ⅵカード

9" 昔の人のお嬢さん。

質疑：あのね、着物来てるみたいに見えるねん。この辺、手（d2）、足（D3下）、肩（D3右上）、顔（D2）。この辺、着物（D1）。

Ⅶカード

18" あっ！岩（D1）にな、キツネとキツネ（左右 D4）会うとこや。ここにね、キツネとキツネと登ってな、一緒になろうって言ってるとこ。

質疑：しっぽあるし（D2突起）、耳もあるし（d2）　顔、口、鼻足。

VIII カード

22" 木に人間が何か取ってる。木（D6）、土（D2）、人間（D1）。

質疑：「木？」杉の木に似てる。三角やろ。「人？」手、足、顔、身体。はっぱ取ってる。木切って山道作るねん。根っこ（D6下部）があるから土。

IX カード

11" 恐竜火噴いてる。火（D2）、恐竜（D1）、土（D6）。

質疑：「火？」オレンジ。「なんで恐竜？」緑やから。顔。口、しっぽ、足。

X カード

17" 花畑にオオカミとかいろんな虫がきたとこ。これがクモ（D1）、皆手伝ってるの。

質疑：「お花？」花違うねん。これ（D9）、狼にしよう。これ、みんな虫（D15，D6，D11）。ちょうちょになる前の虫（D5）。「手伝ってるの？」オオカミやっつけようとしてるねん。

＜考察＞

　D反応レベルの反応がまとめられ、統合力のあるW反応となっている。先ほどから見てきた、内的イメージがはっきりとした形態性をもって表現され、図版形態との吟味も行われている。一致率も高い。先の5歳児のプロトコルでは、吟味はできるが統合できずに混乱するという状態であったが、このプロトコルではやっと吟味と統合が可能になり、自己表現が広がったように思われる。

　と言っても、部分的にはまだまだ矛盾を含む点はある。Vカードに現れた、スーパーマンの先端の目は破壊的明細化であるし、今まで見てきたようなプロセスは残しながらも、ほとんどの場面では、大人に近いものの見方ができるようになってくるととらえるのが妥当だろう。

＜まとめ＞

　数は少ないながら、5例の事例を検討してきた。ここに取り上げた事例は、全体の中で著者が、先から見てきた内的イメージとブロットとの関係を顕著に現していると考えられたものを年齢順に並べてみたものである。

　2歳から図版に対しての反応は可能であり、何らかのイメージが触発されていた。しかも、そのイメージはブロットの特性を敏感に感じているものであった。しかし、言語能力は低く、それを表現することはできない。「主－客」はまだ分離しておらず、吟味機能もないものであった。3歳児のプロトコルでは、言葉がようやく語られようとしていた。作話反応の出現や、認知の転換も見られ、内的イメージを対象に当てはめるという、主体と客体の分離を思わせるような反応が現れていた。また、その際に、「ブロットの意味付け＝客体化」は微小部分から始まっている。

　4歳児では作話結合反応が現れた。ブロットの部分はより鮮明に形態をもって現れてくるが、全体としては矛盾を多く含むものである。被検児はそのことに気付いていない。ブロットの意味付けはより広い範囲に行われるようになり、記号化も可能になってくる。この時点で、主客の分離が可能になっていると言えるように思われる。ところが混乱したのが5歳のプロトコルであった。主体が矛盾に気付いたために、かえって反応しづらくなっている。全体を統合しようという動きの現れでもあるが、それがうまくいかない。6歳になってようやく、Dレベルの部分を使って、全体を統合できるようになると思われた。

　幼児期は発達の個人差も大きい時期である。ここに取り上げたのはロールシャッハ・テストを通しての、ある一側面であり、しかも断片的にとらえたにすぎない。しかし、その中でイメージと形態の関係から、主体と客体の関係を追ってみると、次のようなことが言えるのではないかと思われた。

　2歳ではもう既にブロットによってイメージは喚起されている。しかもブロットの属性も感じられてはいるものの、まだ形態を伴って表現さ

れてはこない。3 歳頃のブロットの意味づけ・吟味は微小部分を取り出すことから始まっており、ブロットの客体化は極端に言えば、点から始まるとも言えるのではないかと思われた。形態が現れ、ブロットを客体として全体的に意味付けることができてくるのはおよそ 4 歳頃である。この時点で吟味能力はまだ低いが、5 歳頃にはこの吟味機能が高くなり、かえって全体を統合しにくくなるため、ちょっとした混乱が生じるようである。6 歳にはほぼ部分と全体の調整が取れるようになるが、おそらく、Meili-Dworetzki や Hemmendinger が述べているような 8 歳、9 歳の統合期にいたるまで、統合と分化が繰り返されるのであろうと思われた。

11-3　先行研究による比較検討

表 11-2 は諸家による高齢者のロールシャッハ反応の結果である。表 11-1 には既に子どもの先行研究の結果を示した。ここに選出した研究家は、日本と欧米諸国において幼児期あるいは高齢期のロールシャッハ研究を集大成したともいえる研究家であり、その研究報告は幼児期および高齢期のロールシャッハ反応の一つの基準値となっていると言ってよい。従って、ロールシャッハ・テストの結果を比較検討する際に常に付き纏う問題であるスコアリング体系の相違を考慮する必要はあるものの、それぞれの対象の実像にせまる数値として一覧するためにここに挙げてみた。日本では小沢も下仲もともに片口法を用いているので、成人の数値も片口のものを挙げている。Ames の報告については、文化差や言語の問題を含んでいると思われるが、代表的な研究であるので、その数値を挙げている。また、幼児の年齢が、4 歳、5 歳、6 歳となっているのは、以下のような理由による。3 歳児の反応は発達的な観点からは興味深いものが多いものの、数量的な集計が非常に難しく、数値の上での検討の意味があまり感じられない。一方、「6 歳は多くの子どもにとって一つの転機である」（小沢）と言われるように、この年齢から

表11-2　高齢者のロールシャッハ反応

| | Ames（1973） | | | 下仲（1977） | | 小野（1973） | |
	正常	初老	老年	正常	認知症	アルツハイマー型認知症	脳血管性認知症
R	25.9	15.7	13.5	16.3	13.3	11.8	9.7
Rej.				0.6	0.9	1.0	2.5
W%	36.1	43.5	46.2	45.7	41.0	40.0	54.0
D%	47.2	47.4	44.7	42.0	48.8	49.0	37.0
d%				2.7	2.8	6.0	4.0
Dd%	15.4	9.2	8.0	6.4	5.9	5.0	5.0
S%				6.1	3.2	1.0	
F%	50.0	63.9	91.5	55.8	73.7	69.0	54.0
F+%	93.2	80.7	50.5	73.7	59.8	51.0	67.0
F・L							
M	3.3	1.6	0.2	1.7	0.9	1.0	1.3
FM	2.7	2.0	0.3	2.5	1.6	1.3	1.8
m	0.7	0.3	0.0	0.4	0.2	0.2	0.2
FC	0.9	0.3	0.0	0.5	0.4	0.1	0.4
CF	1.3	0.4	0.2	0.8	0.3	0.5	0.1
C	0.2	0.1	0.1	0.1	0.0		
VIII~X%							
SumC	2.1	0.7	0.2	1.2	0.4		
P	7.1	5.4	2.0	4.7	2.9		
H%	23.7	17.3	4.8	12.2	12.9	20.0	19.0
A%	45.6	55.0	39.5	47.0	53.1	59.0	55.0
CR	6.0	5.0	3.0	5.6	3.6	2.2	3.8

ロールシャッハ反応は大きく変化し、成人のそれに近くなると言われている。現実吟味の能力もある程度育ち、それまでの幼児型の反応とは異なる様相を帯びてくる。この点については、検査場面で著者らも強く実感している。これらのことから、今回、発達段階にある幼児の年齢群として、4歳から6歳の間の年齢を取り上げた。これらの数値間の検討は

厳密な意味においては不可能であるが、次節で自験例による検討のための仮説を得るという目的のために行った。

1）反応数

幼児の反応では 4 歳の 13 ～ 14 から 6 歳の 15 ～ 21 まで反応数は増加の傾向にある。クロッパー法では、成人の反応数は 25 ～ 40 とされているが、片口によると日本の場合はだいたい 25 前後であるというので、6 歳を過ぎる頃には大人に近い生産性となる。下仲による高齢者の報告では 20 より少ない結果となり、認知症の場合はさらに少なくなっている。質的なものは別として、生産性という観点から見ると、高齢期の生産性は正常高齢者でも 5 ～ 6 歳程度となり、さらに認知症の場合は 4 歳程度と予想される。

2）反応領域

それぞれの領域で W％と D％の比率にはっきりとした特徴は見られない。Ames の資料では、4 歳から 6 歳まで W 優位となっているが、小沢の報告ではどの年齢でもむしろ D％優位となっている。片口の成人の報告でも D％優位となっている。高齢期の場合、認知症状態に近づくにつれて、Ames によると W％優位になり、下仲によると D％が優位となっている。さらに同じ認知症状態でも小野によるとアルツハイマー型認知症の場合は D％優位で、脳動脈硬化の場合は W％が優位となる。各研究家の結果によってかなりの相違があり、より詳細な検討が必要と思われる。

3）反応決定因

F％は Ames の報告に見られる通り、4 歳から 6 歳にかけて減少し、F+％は増加する。幼児の知覚の発達から考慮しても、他の決定因子が増し、現実吟味能力が高まることは推測できる。F％は成人ではさらに低くなり、高齢期には正常から認知症状態となるにつれて再び増加していく。F％の率を比較すると、Ames の資料によると、正常群は 6 歳の

率より低いが、老年群は 4 歳の数値よりもかなり高くなっている。さらに F+％でも正常群は幼児群よりはるかに高く、初老群は 5 ～ 6 歳と同程度、さらに老年群は 4 歳の値よりも低くなっている。下仲の資料によると正常群は 5 歳程度、小野の資料によると認知症群は Ames と同様に 4 歳より低い値となっている。正常群の場合は 5 ～ 6 歳程度かそれ以上の現実吟味力があり、認知症群の場合、数値的には 4 歳レベルより能力は低くなると予想される。

　人間運動反応は 4 歳では現れず、6 歳でようやく 1 つ生じると言われている。片口の成人の値では 3 ～ 4 となっているが、高齢期でこの数値を維持しているのは Ames の正常群のみで、下仲の正常群も 1.7 とかなり低下している。しかし、「6 歳に現れる 1 つ」以上は出現しており、下仲や小野の認知症群の数値さえも、0.9 ～ 1.3 を維持している。認知症群の F+％が 4 歳の数値より低下したことに比べると、人間運動反応は認知症でも 6 歳レベルにとどまることも予想される。しかし、この仮説は Ames の老年群には当てはまらない。動物運動反応はこれまで人間運動反応よりも早く、4 歳で 1 つの FM 反応が与えられていると言う（小沢）。高齢期では正常群でほぼ 2 つ、認知症群では Ames の老年群が最も低く 0.3、後は 1.8 までの数値となっているこの反応も、数値的には認知症群であってもほぼ 6 歳程度の数値にとどまることも予想される。なお、Ames の正常群と片口の成人の値だけが、M 優位となっており、幼児と他の高齢者群は FM 優位となっている。幼児、高齢者ともに FM 優位の共通性を持つ可能性が強いと思われる。

　幼児の反応では色彩反応は出現し難いと言われている。幼児が色彩を反応として示すのは、2 歳代では少なく、3 歳以降に現れてくると言われている。4 ～ 5 歳で CF 反応が出現し始め、現実吟味能力の高まる 6 歳頃になって初めて FC が出現する。高齢期もまた色彩反応は出現し難く、Ames の資料では FC の数値は正常群でさえ 1 に満たない。下仲の資料では正常群、認知症群ともに 1 未満である。さらに、ほとんどの高齢者群の CF の値は 4 ～ 5 歳で 1 つ現れるという CF の値よりもまだ低い。また Ames の資料では幼児も高齢者もともに CF 優位であるが、日

本の資料では小沢の場合、6 歳で FC 優位となり、成人の FC 優位と同型になっている。下仲の正常群と小野のアルツハイマー型認知症群では CF 優位、認知症群と脳血管性認知症群で FC 優位のままになっている。4 〜 5 歳の幼児と高齢者の CF 優位傾向に共通性があると位置づけられるかどうかの検討が必要である。

4）　反応内容

　幼児の場合、圧倒的に動物が多く、4 歳の場合は 5 割を超える。年齢が高くなるに従って、CR が増加し A％が減少していく。一方、高齢期の Ames の老年群の報告で A％がかなり減少しているのは解剖反応が続出したためで、反応内容の種類が増したわけではない。下仲の資料では認知症群の A％が高くなっているが、H％の値はあまり変わらない。小野の値も、H％についてはかなり高くなっている。認知症状態の場合、A％の値については、4 歳程度の値と同じになるが、H％については、かなり高く保持されている可能性がある。

11−4　高齢者の反応との比較検討

　表 11-3 は幼児と高齢者のロールシャッハ反応の集計結果である。先の仮説をそれぞれの項目ごとに検証していくことにする。

1）　反応数と拒否

　6 歳で生産性が大人の生産性に近くなるとすると、高齢正常群の数値は、それよりやや低く、5 歳レベルと考えられる。認知症状態の場合は 4 歳あるいはその年齢以下の生産性と考えざるを得ない。さらに拒否は 6 歳よりも正常群がかなり少なく、認知症群が 6 歳の数値に近かった。生産能力という点では 6 歳児が最も高いが、場面への適応についてはやはり高齢期の正常群が最も良く、認知症群でも 6 歳程度の処理意欲を有していると考えられる。

表 11-3　幼児と高齢者のロールシャッハ反応

	眞砂（篠田）(1991)			片口 (1987)	眞砂（篠田）(1991)	
	4 歳	5 歳	6 歳	成人	正常 高齢者	認知症 高齢者
R	11.9	16.2	21.3	25.0	16.3	12.6
Rej.	3.2	2.5	1.8		0.8	1.7
W%	49.1	42.2	42.0	39.0	53.6	52.9
D%	34.7	40.6	52.0	50.8	41.0	35.3
d%	6.4	8.6	0.0		0.8	5.5
Dd%	7.0	6.0	3.6	8.6	5.0	9.1
S%	0.7	3.8	1.4		4.1	5.3
F%	86.4	80.8	69.6	43.8	52.4	65.9
F+%	66.0	76.3	65.1		80.9	62.5
F·L	0.8	0.7	0.8		1.0	0.6
M	0.3	0.5	1.3	3.6	1.6	1.4
FM	0.6	1.0	1.3	3.4	3.0	1.5
m	0.1	0.8	1.8	0.7	0.9	0.4
FC	0.2	1.0	0.5	2.7	0.8	0.2
CF	0.9	0.5	1.8	1.2	1.3	0.7
C	0.0	0.0	0.0	0.1	0.2	0.0
VIII~X%	27.7	28.8	30.7			
SumC	0.9	0.8	1.5	3.5	1.9	0.9
P	2.4	2.8	4.8		4.7	3.0
H%	4.8	15.4	10.5		12.7	20.5
A%	58.2	70.7	55.7		57.1	52.9
CR	3.8	3.8	6.8		4.8	3.8

2)　反応領域

　諸家の数値からは特徴が見いだせなかったが、**表 11-3** の 4 歳と 5 歳ではＷ％が優位となり、6 歳でＤ％が優位となっている。一方高齢期はＷ％が優位であり、全体志向は、4〜5 歳と同じである。質的にはかなり違いのあることは容易に想像できるが、4〜5 歳児と高齢者に全体志向性という共通点が見いだされる。また、幼児、高齢者ともにＷ％

やD%よりもむしろその他の項目の動きが認められている。5歳児では細部へのこだわりが増すため、d%とS%は高くなっているが、これと同じような傾向が正常群の高齢者ではS%に認められ、認知症群ではd%, S%ともに認められている。認知症群ではDd%の値が極端に高く、4歳の値よりもかなり高い。WとDの割合よりも、間隙や異常部分へのこだわり方が5歳レベルと正常高齢者では似ており、さらに認知症群では微小部分と異常部分へのへのこだわりが4歳レベルに近くなると考えられる。幼児期の反応では5歳児になると、吟味力が増すため、逆に反応に混乱が見られるようになるが、同じような傾向が高齢期の生理的な老化過程に生じるようである。また、4歳児の微小部分へのこだわりなどは認知症群に見られ、4〜5歳児に生じる知覚過程の変化が高齢期の「正常−認知症化」過程で逆行という形で現れるのではないかと推測される。

3) 反応決定因

F%は4〜5歳児でかなり高く、6歳児で急に低下する。高齢者の場合、F%は高くなると言われるが、それは成人と比較検討した場合であって、認知症群でも6歳の値よりも低くなっている。このことから高齢者はたとえ認知症群であってもF反応以外の決定因が多く含まれていると考えられ、感受性と表現という点では、6歳以下の幼児よりもバラエティに富んでいると考えられる。ところが、F+%を見ると、高齢期正常群は幼児よりかなり高い数値を維持し、現実吟味能力の高さを物語っている一方、認知症群は4歳児よりも値が低い。先に挙げた6歳レベル以上の感受性と表現の多様性を持ちながら、4歳レベルより低い現実吟味能力しかない。このアンバランスが日常生活の困難さという問題につながっているとも考えられる。F・Lはこれらのことを裏付けているかのように、正常高齢者が最も高く、幼児、認知症群と続いている。Amesらの資料に比べて、幼児の反応の単調さ、認知症群を含んだ高齢者全般の反応の多様さ、正常高齢者の現実吟味能力の高さと、認知症群のアンバランスさが強調された結果となった。

　人間運動反応は仮説に述べた通り、6歳で1つの反応が現れている。認知症群でも1.4という値となり、この調査結果でもほぼ6歳レベルの能力が保持されていると考えられた。正常高齢者の値が他の4群に比べて最も高いが、認知症群とはあまり変わらず、両者ともに6歳レベル以上にあると考えられた。

　動物運動反応は本調査においては4歳ではなく5歳になって1つの反応が生じ、6歳でMの値と同等となるが、幼児・高齢者ともに、FM優位である。さらにここでも高齢期の2群の数値は6歳レベル以上にある。よって、運動反応全体では、高齢者は6歳レベル以上の能力にあると考えられる。

　色彩反応は小沢の資料で6歳にFC優位となっていたが、この調査においては5歳に同様の傾向が見られた。しかし、FC優位はこの年齢だけであり、他の群はCF優位である。情緒刺激への反応性を示すSumCは6歳児よりも高齢期正常群が最も高い。しかし、認知症の場合は4～5歳と同レベルの反応性となっているうえに、数値が1よりも少ない。情緒的な刺激に対して何らかの情緒を含んだ反応を表現することは認知症高齢者にとってかなり難しいようである。FC反応やCF反応からも4歳程度の表現あるいはそれより低い年齢の表現方法にならざるを得ないと思われる。

4）　反応内容

　幼児の平凡反応は4歳から6歳にかけて増加し、常識的なものの見方が確実に獲得されていく。一方で正常高齢者では、ほぼ6歳と同じぐらいの平凡反応が現れている。認知症群の場合は、5歳の値を少し超える程度であった。常識的なものの見方としては、高齢期に認知症状態となっても5歳レベルは可能であると思われる。H％とA％については、この資料の場合、5歳にH％とA％が突如と高くなるが、6歳ではH％もA％も低下している。CRの増加が著しく、他のContentの増加が、H％とA％の低下につながったようである。一方、高齢者では認知症群のA％が低く、H％が正常群よりも高い。CRは6歳が最も多く、高齢正常群の

反応の内容は 6 歳児より狭くなっている。高齢認知症群は 4 ～ 5 歳と同じである。4 歳ではあまり現れなかった人間の反応は 5 歳になって急増するが、6 歳になると内容の幅が広がり、率としては低下する。高齢期では逆に内容の幅が狭くなる一方、人間の反応が保持されるので、H％が高くなると思われる。4 歳程度になると予想された認知症群の A％は、H％が高くなったためか、6 歳児よりも低い値となっている。反応の内容の割合については、幼児と高齢者ではやや異なる結果となった。

2. まとめ

　幼児の反応を、大人に近いとされる 6 歳の反応とより未分化な 4 歳の反応、その移行期にある 5 歳の反応という大まかなとらえ方をした上で、高齢者の反応とどのような関係にあるかを数量的に検討してみた。状況反応性という点では、6 歳児が最も高く、高齢期正常群は 5 歳児に相当した。高齢期認知症群の反応性は最も低く、4 歳児以下であった。一方、状況を避けようとする拒否は、高齢者群が 2 群ともに幼児群より少なく、6 歳児よりも状況への対応が可能である。反応領域では高齢期正常群と 5 歳児に共通する特徴が現れ、また、認知症群はより未分化な 4 歳児に近い特徴が見られていた。反応決定因は幼児と高齢者で特徴が異なり、比較して一概に述べることは難しい。刺激状況への感受性と表現力（情緒表現という点では異なる）は、高齢者は 6 歳児より能力が高い。運動反応に示される能力も 6 歳児より高く現れている。ここで正常高齢者の場合は、現実吟味能力も 6 歳以上に保たれているので、問題はないが、認知症群の場合は現実吟味能力が 4 歳に満たないレベルまで下がっているので、かなり問題となって現れることが容易に推察できる。また幼児も高齢者も情緒刺激に対する反応は少ない。認知症群と 4 歳の幼児は情緒への対応が苦手で、なかなかコントロールしたり表現したりできないが、正常高齢者の群は他に比べてコントロールと表現がまだしも可能である。平凡反応は正常高齢者が 6 歳とほぼ同レベルである。認知症群の場合はやや少なくなり、5 歳とほぼ同じになる。反応内容の幅は正常高齢者であっても 6 歳児より狭くなっている。認知症群になる

と、4〜5歳とほぼ同程度となる。高齢期に、興味や関心事の範囲が狭くなる傾向はここに現れていると言ってよい。しかし、人間についての関心は高齢者に高く現れており、特に認知症群にこの傾向が著しいと言える。

11−5　生涯発達から見た幼児期と高齢期の相違

　ここでは先のロールシャッハ反応の比較検討結果をもとにして、幼児と高齢者の知覚発達過程について考察する。ロールシャッハ・テストの結果を数量比較することは、単に数値の比較だけではなく、その数値の意味する知覚形式を理解し吟味する必要がある。もちろんここで扱った数値は、すべて平均値なので、本来個人のパーソナリティーを分析するための解釈が、いわば数値で作り上げられた平均的な人間像の特徴を比較するという性質のものである。

　幼児の反応は4歳から6歳の時期に大きく変化する。非常に未文化な反応から、分化され統合された反応へと変容して行く。一方、高齢者の反応はこれまでの研究結果では、成人に比べて貧困な反応形式へと変化すると言われてきた。この貧困という発想を、生涯発達という観点からとらえ直そうとしたのが今回の研究の意図である。先の検討の結果では、高齢者の反応と幼児の反応を比較した場合、数値的に幼児の反応と同じレベルに到達する項目もあるが、逆に、幼児レベルには逆行しない部分も残されていると判断され、高齢期の知覚が幼児期の未分化なそれとはやはり異なると結論づけられる。

　まず、幼児の反応が全体的なまとまりを持って、4歳から6歳へと発達していく一方、高齢者の反応は、部分的に高齢化の特徴を帯びていると考えられ、この部分的な高齢化の特徴が、時として幼児のレベルにまで相当してくるのではないであろうか。

　例えば、決定因の項では、高齢者群が2群ともに幼児群よりものの見方が多様であることが明らかになっているが（F％の低さ）、反応数や

反応内容からは、正常群でさえ、状況に対する反応性は 6 歳児よりも少なく、興味や関心の幅も狭くなっていることが分かる。先にも述べたように、幼児では、4 歳で FC 反応や、M 反応の現れることは極めて少なく、F 優位の反応である。6 歳にかけて少しずつ、これらの反応が出現してくるのであるが、高齢者では認知症群にも少ないながら色彩反応や運動反応は現れており、そのために幼児ほどの F 優位にはなっていない。簡単に言えば、形態反応は物事を客観的に見る知覚形式を、運動反応は主観的に見る知覚形式を、色彩反応は外界から刺激されやすい知覚形式を表していると考えられている。高齢者の場合は、これらの知覚形式が、複雑に作用した知覚形式を有しており、さらに常識的な判断力も加わるためか、状況からの拒否は少ない。逆に幼児の場合は、単純な客観的知覚にとどまり、常識的判断力もまだ発達上にあるため、場面の拒否が多くなっている。しかし、その興味の多さと状況への反応の多さは、正常な老化を示す高齢者でさえも、6 歳児より低くなっている。

　ところが、認知症高齢者の場合は、一方で、上記のような特徴を示しながらも、知覚過程の特徴としては 4 歳児の未分化な反応と極めて近い状態にあった。特に、形態吟味の機能が低下しており、先の解釈で言えば、現実を正しくありのままに認識する能力が決定的に低くなっている。ここで 4 歳児の知覚形式と異なるのは、何度も述べるが、子どもの単純な客観的認知に伴う認知のずれではなく、多様なものの見方が可能であるうえで、さらに認知のずれが生じるという点である。自分なりの主観的なものの見方や、人に関する興味や関心を有したうえで、とらえる現実が、実際に生じている事態と異なるという悲しい現象の頻発することが予想される。

　最後に、反応領域については、5 歳児に生じる把握型の変化が、高齢期でも生じていた。著者のデータでは W 優位の 5 歳児から 6 歳児になると D 優位となっており、5 歳での混乱はこの変化の過程で生じる混乱とも受けとめられる。とすれば、高齢者にも把握型の変化が生じている可能性がある。5 歳児に混乱の生じる原因が、現実吟味力の上昇とするならば、高齢期に生じる原因は全体統合力の低下と仮定することもでき

るのではないか。また、認知症高齢者の Dd％の多さなどは、4 歳児の反応形式とよく似ており、幼児期の現実吟味力と全体統合力の増加は、高齢期における老化過程で、逆行として現れるとも考えられる。

　これまでの高齢期調査と比較すると、5 歳で生じている部分と全体の統合の難しさは、脳血管性認知症の全体把握が難しい状況に類似している。さらに、アルツハイマー型認知症の dr の多さは、4 歳児に見られる未分化な反応形式と類似するところが大きい。発達という観点から幼児期と高齢期を比較した場合、ロールシャッハでは、反応領域において発達的要因が認められると考えられた。次にこの点について検討する。

11−6　子どもと脳血管性認知症・アルツハイマー型認知症の反応の差異

　第 10 章で見たアルツハイマー型認知症と脳血管性認知症の反応特徴を子どもの反応特徴と比較すると、どのような差異と類似性が認められるのであろうか？子どものロールシャッハ反応で、把握様式の発達については Meili-Dworetzki の 3 段階の発達図式が有名である。最初に未分化な全体知覚の時期があり、次に分析知覚の時期、総合的知覚の時期となる。ロールシャッハ記号では、W → D →（W＋D）と示され、統合的知覚が現れる時期は Hemmendinger でほぼ 9 歳、小沢の資料では 10 歳と報告されている。

　この図式は簡単に言うと、全体を漠然と判断していた状態から少しずつ吟味が始まり、やがて部分の検討が可能となり、さらには部分の検討の上に成り立った全体の知覚が生じるというものである。同じ全体反応でも前者と後者ではその質的な意味が全く異なる。子どものロールシャッハ反応の発達は認知症高齢者の知覚の変化を理解するうえで参考になると考えられたので、Meili-Dworetzki や小沢の子どものロールシャッハ反応の発達の図式をもとに、**図 11-1** のような図を作成してみた。

　この図式で、子どもの発達の場合に W → D の移行期に生じるのが
Dd 反応である。顕著に目立つ部分への着目が特徴であるとされ、特に
突出した部分に木や棒、足などの反応が目立つと言う。このような反応
は 5 〜 7 歳に最も多く現れ、知覚が運動性や触覚と結びついていると言
う。この反応特徴は本研究のアルツハイマー型認知症の反応パターンと
非常によく似ていると思われた。例に挙げたような突出した部分への木
や手、足という指摘は子どものこの段階の反応に酷似しており、子ども
にとってのブロットの吟味という点では、確かに微小部分から検討が始
まっている。
　ところが、アルツハイマー型認知症の場合はこの段階にはとどまらな
い。DW 反応やブロットに対する Perseveration が現れることとなり、
これらの反応からすると、原始的・全体的知覚の段階にまで達している

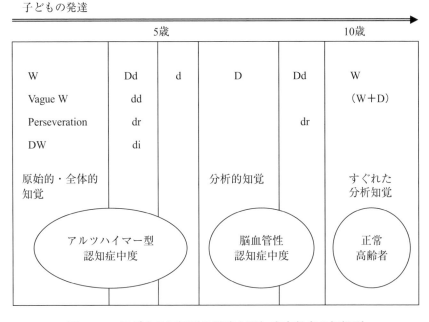

図 11-1　子どもの把握型の発達と認知症高齢者の把握型

と考えられる。

　一方、脳血管性認知症の場合は統合的知覚が難しく、従って部分を統合した全体反応（W＋D）から部分反応（D）へと進行する過程にあると考えられる。優れた部分知覚の力を持ちながら、その部分知覚を全体の中に織り込むことが難しい。さらに脳血管性認知症においても dr 反応が増加していることは先に述べた。しかし、この場合、アルツハイマー型認知症が微細部分から無理やり全体部分を判断しようとしたDW反応に近い dr 反応であるのに対し、脳血管性認知症の場合はDレベルの反応はしっかりと把握できている。よって、脳血管性認知症の dr 反応は部分と部分が不自然な結合をする作話的結合（D＋D）の要素が大きい。よって、図中ではD反応から統合された全体反応（W＋D）の間に位置すると考えられる。

　以上のような検討から、発達という観点からは、脳血管性認知症、アルツハイマー型認知症ともに、子どもの反応領域の発達の逆行過程を進行するのではないかと考えられる。さらに、中度の場合、アルツハイマー型はより未分化な認知レベルにまで退行する一方で、脳血管性認知症の場合は、正常老化のレベルとほぼ同じではないかと推測された。しかし、全体統合が困難で、作話的な dr 反応の頻繁な出現など、混乱の度合いは異なるであろうと思われた。

第12章　結論：認知症高齢者の自我機能とその発達的考察

12−1　自我機能モデルの作成の試み

　本書では、第4章において主体と現実との関係性を調整する役割を担うものを自我とし、その機能を自我機能と定義した。

　ロールシャッハ・テストから検証された認知症高齢者の自我機能の特徴としては、第1に現実の検討力（Reality Testing）の低下が指摘され、認知症高齢者の内的体験と、外界の現実の調整が困難になっているという点に特徴が見いだされた。また、第2に把握型、つまり、どのような仕方で外界を把握するかという点で、子どもの把握型と共通する様式が見いだされた。第3に人間運動反応の保持が認められ、主体の内的な動きに対する感受性は保たれており、この動きに現実を当てはめてみようとするものの見方（主観性）は保持されていることが見いだされた。第4に人間反応も保持されており、人に対する興味や関心もまた保持されていることが明らかとなった。

　このような自我機能の側面をモデル化し、主体としての認知症高齢者の現実への関わり方を表すことは、これまでの論をまとめるにあたって必要な作業ではないかと思われる。本章ではこの自我モデルの作成を検討してみたい。

　藤岡（1974）は文化人類学の立場からロールシャッハ・テストを用いて精神の進化という大きなテーマに取り組んだ。その中で精神作用を記号化し、**図12-1**のようなモデルを提出している。彼によると、Hは私たち一人一人が持つ、独自のイメージ内容であり、特有な独自の世界であるとする。それは「外的世界＝外界」とは関係のない働きをする「内的世界＝内界」である。一方、Fは私たちの一人一人が持つそれぞれ

の「外的世界＝外界」であるとする。この外界も独自の内容を持ち、ま
た独自の運動様式をもっている（例えば、私たちの思いに関係なく、昼
夜は交代し、季節は変わる）。「そうすると私たちは二つの独自の世界、
内界・Hと外界・Fとを見ている。このままではHとFは縁のない世
界であるが、私たちが知っているように、HとFは不断に交渉がある。
それが生きているということにほかならない。それゆえイメージ集合の
中にある一つのイメージと、外界集合・Fの中のある一つのものとを関
係づけて対応させる『何か一つのもの』がなければならない。（略）——
——それは『知覚』と呼ばれているものである」とする。

F：外的世界、外界集合
G：知覚集合
H：内的世界、内界集合、イメージ界

$$F-G-H$$

Fは個体へ影響を及ぼす外界の要素の総体であり、Gは内界、外界につ
いての知覚の総体である。Hは個体内部に個体が独自につくる世界であり、
Gを通してつくられ、Gを通してFに影響を及ぼすものである。

図12-1　藤岡（1974）による精神作用のモデル化

　こうして藤岡は内界と外界の仲立ちをするものとして、知覚Gを位
置づけた。私たちが内界と外界を対応させ、精神の働きを持つことがで
きるのは、この知覚によると言う。感覚遮断実験や、薬物実験の結果を
もとに、FとHの仲立ちとして、Gの存在の重要性を指摘している。
　本研究では、主体の現実との関わりを調整するものとして自我を定義
した。主体を内界H、現実を外界Fとしたとき、自我はHとFの間に
位置することになる。よって、本研究で自我機能として検討してきた働
きはGの役割に相当することになり、これを藤岡にならって図示する
と**図12-2**のようなモデル図が作成される。

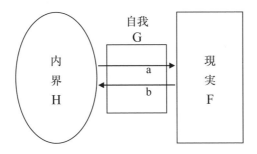

図 12-2　自我機能のモデル図（藤岡（1974）より筆者作成）

　ここで、自我の機能として、矢印で現されたものは、内的世界と現実を対応させる働きであり、内的世界から現実に向けた矢印（図中 a）は、自分の内的世界から現実を見ようとするものの見方、すなわち主観性を表すとする。また、外的世界・現実から内的世界に向けた矢印（図中 b）は、外的世界から内的世界を見ようとするものの見方、すなわち客観性を表すとする。また、図中の G の大きさは現実把握の傾向を示しているとする。

　本章では、このモデル図を用いて、これまで検討してきた認知症高齢者と正常高齢者・子どもの自我機能の類似性と差異について総括する。

12-2　正常高齢者の自我機能モデル

　第 7 章、第 8 章で認められた正常高齢者の特徴は、全体的に統合された状況判断が可能であり、現実検討の能力も高かった。また、体験型も両向型で、自身の内面への関わりと、外界への関わりがバランスよくとれているというものであった。この結果を、前節で試みた自我機能のモデルで表現すると図 12-3 のようになる。

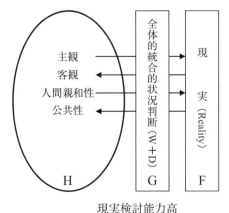

現実検討能力高

図 12-3　正常高齢者の自我機能モデル

　正常高齢者は外界・現実に対して分析的知覚（D）が可能なうえに、それを全体（W）で統合することが可能である。さらに現実の吟味能力は高いので、現実の状況がありのまま状況判断材料として使用される。時と場合によって、日常的なレベルで対応したり、抽象的なレベルで対応したりすることが可能である。

　自我の働きは外界と内界のスムーズな相互作用が可能な状態にある。このため、主体の内面の動きに合わせた主観的なものの見方と現実の状況をありのままに受け入れる客観的なものの見方の両方が可能である。成人のモデルはここでは省略するが、ロールシャッハ・テストに認められる反応数は、現実と内界をつなぐものとしての自我機能の量的な働きを示していると考えられ、反応数の少なかった正常高齢者は、自我機能の量的な作用が減少していると考えられる。従って、正常高齢者の自我機能は、量的な面では成人に比べて低下するが、質的な面では変わらぬ働きを維持していると考えられる。

12-3　認知症高齢者の自我機能モデル

　一方、第7章から第11章まで見てきた認知症高齢者の自我機能モデルは、「12-2」に挙げた正常高齢者のモデルに比べて、質的にやや異なっている。認知症高齢者の現実検討能力は正常高齢者よりも低い。モデル図ではこの点を表すために、内界を囲む線を波線にした。

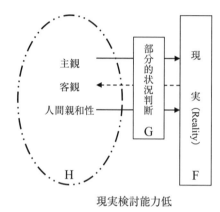

図12-4　認知症高齢者の自我機能モデル

　さらに、認知症高齢者は全体の統合的な判断が困難になるため、現実をありのままにとらえられず、部分的な判断になる傾向が見いだされた。図中ではこの状況判断の傾向は現実全体よりも小さな部分にとどまっている。これらの自我の機能状態の中で、認知症高齢者は自分の内面の動きに基づいた主観的なものの見方が保持されている一方で、現実の状況に基づいた客観的なものの見方は困難になっている。この点を表すために図中では波線で記入されている。さらに正常高齢者と同様に人間への親和性も保持されている。このモデル図から見ると、認知症高齢者が内的な世界からの作用が保持されているにもかかわらず、現実世界からの作用が低下してしまうという状況がよく理解される。認知症高齢者の「現実離れ」は、症例報告などでも報告されているが、モデル図からは、現実と内界をつなぐ自我の機能が低下することによって生じる現

象であると考えられる。第9章では認知症高齢者と現実世界をつなぎ止める役割を果たす可能性のある「人」の重要性について述べたが、認知症高齢者の内的世界と現実の間に人が現れ、「代理自我」とでも言うべき状況が形成される可能性のあることが示唆されよう。

12-4　子どもの自我機能モデル

　第11章で検討してきたように、子どもの自我機能については4～5歳児と6歳児では異なると考えられる。そこで、まず大人の反応に近いと理解された6歳児の自我機能モデルについて検討する。

　6歳児の現実検討能力は正常高齢者に比べると低いが、4～5歳児に比べると検討能力は高いと考えられる。状況判断も部分的のみならず、全体的な統合が可能であり、この点も正常高齢者に認められた全体的統合的状況判断が可能であると考えられる。しかし、人間運動反応に示されるような自身の内的な動きに基づく主観的なものの見方はようやく現れ始めたところであり、この主観性の弱さに比べて、現実をより正確に見ようとする客観的なものの見方は強いと考えられる。また、P反応に見

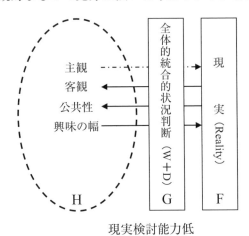

図12-5　子ども（6歳）の自我機能モデル

られる公共性も取り入れられており、現実の世界をありのままに取り入れて状況判断できる状態になっている。CR（Content Range）の多さに示されているように、現実に対する興味は旺盛であり、この点は正常高齢者よりも強く現れている。6歳ぐらいになると高齢者が孫の面倒を見るにも負担を感じられるようになるのは、このような子どもの現実への強い関心が高齢者のそれを上回ってくるためではないかと考察される。

　次に、4～5歳の子どもの自我機能は、これまで見てきたような主観と客観の区別がつかず、混沌としている状況にあると考えられる。現実検討の能力は低く、状況判断も全体的には見ることができず、部分的にとらえる傾向が強い。これらの特徴は認知症高齢者と同じような状態にあると考えられるが、認知症高齢者が主観を保持していると考えられるのに対して、4～5歳の子どもは主体の分離ができていないと考えられる。テレビキャラクターを見て、次の瞬間には自分がそのキャラクターになりきり、超能力を身に付けていると思い込むことが可能である。ごっこ遊びでは押し入れであることが分かっていながら、その押し入れは洞窟にある秘密基地に変身し、自身は登場人物を生きることができるのである。なぜ子どもに M 反応が少ないかという点について、小

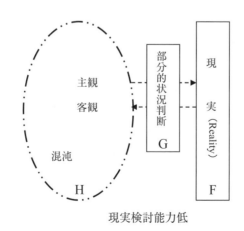

図 12-6　子ども（4～5歳）の自我機能モデル

沢（1970）は Schachtel E.（1967）の観点を紹介している。小沢による と Schachtel は対象をこころの中で温めたり、多角的にそれを体験する 力が M 反応に現れると考えている。

　そして、大人に比べて子どもの体験が自己の環境と直接的であるた め、つまり、本研究のモデル図で言えば現実との間で直接的に体験され るため運動感覚が生じにくいと述べている。つまり、子どもには自身の 内面の体験と現実の体験がほとんど同時に体験されていることになる。 このような状態を指してこのモデル図（**図 12-6**）では主観と客観の混 沌と表した。

12-5　高齢期の心理的発達と認知症高齢者の主観性

　認知症高齢者の自我機能が4～5歳の幼児の自我機能に認められる特 徴を持ちながらも、最も異なると考えられる点は、内的な体験に基づく 主観的なものの見方であった。さらにこの主観的なものの見方は正常高 齢者にも同様に認められ、幼児と高齢者を比較した場合に、幼児にはな い高齢者特有の自我機能であることも明らかになった。とすれば、この 主観性が第1部で述べたような高齢期の心理的発達に関係していると考 えられないであろうか？

　村本（1977）の報告する喜寿を迎えた禅僧 Y 老師の事例報告では、 反応数が 11 と少ないながら、うち9個が W 反応、5個が M 反応、3個 が FM 反応、計8個が運動反応であった。副反応としてスコアされる 陰影反応や色彩反応も多く、コメントを加えた片口が特に注目しなけれ ばならない点として、「Y 老師の外界、ならびに内界に対する感受性は、 その年齢に比して、まだ生き生きとした若さを保っている」と述べてい る。

　ここで、Y 老師のロールシャッハ反応をいくつか挙げてみよう。

Ⅱカード

何か子どもでもないしな……、何か遊戯をしているかな。人間が2人

で……多分、蒙古あたりの年寄りじゃな。こんな遊戯あるわね。歌を歌いながら踊ってるようだな。

Ⅲカード

南方の黒ん坊やな……何をしとるのかな……、真ん中にハートがついてる……。恋の語らいかな（笑い）。楽しい話をしてますね。何か、明るい希望を語り合ってますな。

Ⅳカード

仁王さんが頑張っているところかな。天上天下唯我独尊。誰でも出てこいちゅうところやな。仁王さんか、毘沙門天、鎧着てる。さあ来いちゅうところやな（笑）。

Ⅹカード

これはまた、踊りじゃな。何か、美女が衣装をつけて、難しい音のする鈴をつけて両方にもって、踊りを踊ってますね。冠をかぶって、美女が踊ってますな。横には花が咲いている。素晴らしい、めでたい楽しい踊りを踊ってますな（笑）。

　色彩や陰影などのカードの特性を反応に結びつけ、F・Lは2.0〜2.5まで高められた良質の反応が述べられている。ここでは質疑段階まで取り上げなかったが、詳細にして的確な説明がそれぞれの反応に対して行われている。ほとんどが運動反応であるこのプロトコルから、現実検討力に支えられた主観的なものの見方の豊かさが感じられよう。

　認知症高齢者にもこの主観的なものの見方は保持されているが、現実検討能力は低い。老師のような良質の反応は見られないが、反応の中に、この老師の反応を思い出させるような反応がしばしば認められる。現実の検討力は低く、10枚のカードすべてに同じレベルの反応を与えることは難しいが、数枚のカードにはかなり良い反応が認められる。例えば、軽度のアルツハイマー型認知症（長谷川式簡易知能評価スケール：13点、N式：75点、80歳）の女性の反応を見てみることにする。

Ⅱカード

人、手つないで、あっちとこっちでダンスしている。踊ってはるとこ

ろ。

　質疑：帽子、鼻、目、口、足、足3本もあらへん。これ尾（検討能力の低下）。靴下前足だけ履いてるんと違う？人が手つないで、フォークダンスしている。赤い靴下はよくあるから。

IV カード

お面。鬼のお面見たいな感じするな。仁王さんの面。頭は三角、耳、鼻、ほっぺた。

IX カード

仁王さんの顔。威張っているところ。わしは仁王やぞーって。

X カード

踊ってはるとこ。お嬢さん。甚平着て。足。顔。口とあごのところ。前のひも。

　図版との適合は必ずしも良いものではなく、老師のように的確に見られた各部分が統合されているわけではないが、思い付かれる反応のイメージがよく似ている。認知症高齢者のプロトコルに現れるIIカードやIIIカードの人間反応の多さは第9章で既に述べたが、例えば、IVカードに鎧をつけた仁王さんという反応は、しばしば認められた。

　また、第7章の事例で挙げた中度のアルツハイマー型認知症の男性（長谷川式簡易知能評価スケール：11.5点、N式：56点、77歳）もIIカードには「こうしとる。手合わせ。女の人。女の人が手合わせしとる。これ頭やろ」と述べ、Xカードには「人が入っとる。頭。足。目。顔。帽子かぶっとる。これ着るもんや。羽織。赤い着物。足」と各部分がばらばらに述べられているが、おそらくは女性が着物を着ている姿を認めていると思われる。

　このように、老師の反応のイメージに類似すると思われる反応が、中度の認知症高齢者の反応に認められることから、認知症高齢者の内的な世界に、老師の世界に通じる高齢者特有のイメージが保持されているとは考えられないか。今回の研究からこの点を実証することはできなかったが、その可能性は指摘できよう。

　生涯発達心理学において、高齢期の人格理論では人生後半の主観的な心理的発達が人格の円熟としてとらえられてきた。発達心理学では機能低下の側面が強調されてきたが、本研究においては認知症高齢者の現実検討能力の低下と主観性の保持という両方の知見を得た。よって、機能低下を伴いながらも、認知症高齢者の内的な世界では彼らなりの思いが感じられており、正常高齢者の人格発達、つまり完熟に似たような変化が生じていることも考えられる。高齢期発達臨床心理学の立場から認知症高齢者の援助を考えるとき、このような内的な動きを尊重することを基本姿勢とし、この姿勢に加えて機能低下に対する援助を行うことが、最も重要であると考えられる。

12－6　結語

　本研究は認知症高齢者の心理について、「高齢期発達臨床心理学」の立場から検討し、認知症高齢者の自我機能を明らかにするとともに、高齢期の心理的発達に位置づけることを目的とした。調査の結果、認知症高齢者には現実検討能力の低下や統合的な判断能力の低下が認められ、この点で正常高齢者とは異なる自我機能の状態にあることが理解された。しかし、主観的な現実体験の能力と、人に対する興味や関心はなお保持されていることが明らかとなった。これらの認知症高齢者の心理特徴を心理的発達の観点から検討した結果、状況判断の様式に限っては、より早期の発達段階、つまり、4、5歳の子どもの状況判断の様式に一致した。一方、認知症高齢者に保持されていた主観的な現実体験の能力や人に対する興味や関心は正常高齢者の特徴と一致しており、この点が認知症高齢者と正常高齢者に共通する高齢期の心理的発達の特徴であると考えられた。結論として正常高齢者・認知症高齢者・幼児の自我機能の特徴をそれぞれの共通点と相違点について述べ、図示した。

　これらの結果から、認知症高齢者の心理的特徴の独自性が明確になると同時に、認知症高齢者への臨床心理学的援助の必要性と可能性が実証

的に示唆された。すなわち、臨床現場においては、援助の基本的姿勢として高齢期特有の現実体験様式を尊重する姿勢が必要である。この援助の基本姿勢に加えて、認知症に伴う現実検討能力の低下や統合的判断能力の低下に対し、発達水準を考慮した援助、例えば、アルツハイマー型認知症に対する保護的援助や脳血管性認知症に対する補助的援助が適応促進のために必要であると考えられる。さらに、認知症高齢者の人に対する関心の強さを考慮すれば、これらの援助が人によって行われることこそ、認知症高齢者の心理的援助に極めて重要であると言えよう。これらの見解は、認知症高齢者のケアの実際において、一つの方向性を提示するものと考えられた。

　本研究を踏まえて展望すると、高齢期発達臨床心理学は、高齢期のこころの発達と現実への適応を目指し、実践に基づいた援助理論と援助技法の開発を希求していくことこそ、今後の最も大きな課題であると思われる。

引用文献

秋本倫子（1994）：心気妄想を呈した高齢女性の心理機制『ロールシャッハ研究』**36**, 91-106

荒井保男（1962）：老年者のロールシャッハ・テスト『老年病』**6**(1), 39-45

飯田美智子（1964）：ロールシャッハ・テストによる児童の性格発達の継続的研究『ロールシャッハ研究（Ⅰ）』**7**, 71-94

池田敏郎他（1996）：ロールシャッハテストからみた高齢者の人格特徴『精神医学』**38**(4), 379-385

市岡陽子（2000）：体験過程理論に基づく高齢者心理の研究『心理臨床学研究』**17**(6), 550-559

伊藤正昭・杉村史郎（1959）：老人に施行せるロールシャッハ・テストに関する研究（Ⅰ）『ロールシャッハ研究』**2**, 30-38

石井幸子（1975）：ロールシャッハ技法における老人の心理特性『日本心理学会第39回大会論文集』p.370

板谷美代子（1963）：幼児に施行したロールシャッハ・テスト—固執反応について『ロールシャッハ研究』**6**, 68-84

板谷美代子（1965）：3歳児のロールシャッハ反応—家庭養育児、施設養育児、精神薄弱児3群の比較『ロールシャッハ研究』**8**, 97-117

井上和子（1961）：児童のロールシャッハ反応—反応単位のあいまいさについて『ロールシャッハ研究』**4**, 10-27

井上勝也（1980）：老人の死生観『老年心理学』井上勝也・長嶋紀一編、朝倉書店、188-202

猪瀬正（1966）：Alzheimer病について『精神経誌』**68**, 202

岩崎宗哉・大崎知子（1998）：間主観的な場における体験の具体化とそれへの主観的妥当性確認について—痴呆性老人への心理療法的アプローチの事例から『心理臨床学研究』**16**(2), 117-128

岩崎知子・岩崎宗哉（1999）：重度痴呆性老人の体験を共有しようとする試み—抱える環境としてのプレバーバルな関わり『心理臨床学研究』**17**(1), 55-66

上野弘司（1997）：痴呆老人に対する言語能力のアセスメント法—ヒロシ・ユウコテストについて『心理臨床学研究』**15**(5), 483-488

氏原寛（1986）：『心理診断の実際』誠信書房

檮木てる子他（1998）：回想法を用いた痴呆性老人の集団療法『心理臨床学研究』16(5), 487-496

越智信子（1964）：幼稚園児のロールシャッハ反応の推移について『ロールシャッハ研究』7, 17-32

越智信子（1972）：児童のロールシャッハ反応の逐年的研究『ロールシャッハ研究』14, 65-81

越智信子（1977）：児童のロールシャッハ反応の逐年的研究（Ⅱ）『ロールシャッハ研究』19, 49-65

小澤勲（1998）：『痴呆老人からみた世界』岩崎学術出版社

小沢牧子（1970）：『子どものロールシャッハ反応』日本文化科学社

小野和雄（1972）：ロールシャッハ・テストより見た痴呆の研究『ロールシャッハ研究』14, 83-102

小野和雄（1973）：テストから見た痴呆『精神医学』15(4), 375-387

金子仁郎（1956）：老人の心理『老人の精神障碍』三浦百重編、医学書院

片口安史訳（1976）：『精神診断学（改訳版）』金子書房（原題 *Psychodiagnostik* Rorschach H. 著）

片口安史（1987）：『新・心理診断法』金子書房

加藤伸司他（1991）：改訂長谷川式簡易知能評価スケール（HDS-R）の作成『老年精神医学雑誌』2(11), 1339-1347

萱原道春（1987）：老年期痴呆への心理療法的アプローチ『心理臨床学研究』5(1), 4-13

柄澤昭秀他（1975）：臨床的評価による知能老化の研究『精神医学』17(4), 373-383

柄澤昭秀（1984）：知的機能の「正常な衰え」とその限界『日本老年医学会雑誌』21(3), 230-235

柄澤昭秀（1989）：行動評価による老人知能の臨床的判断基準『老年期痴呆』3, 81-85

柄澤昭秀（1992）：痴呆になりやすい性格はあるのか『日本医師会雑誌』107(2), 217-221

河合真他（1985）：人形遊びのみられた老年期痴呆の5症例『老年精神医学』2(4), 633-638

河合隼雄（1969）：『臨床場面におけるロールシャッハ法』岩崎学術出版社

北添紀子（1998）：痴呆老人の役割意識と精神症状『心理臨床学研究』16(4), 334-340

北本福美（1996）：老人臨床におけるグループ音楽療法の試み『心理臨床学研究』14(2), 141-151

日下菜穂子（1996）：PAAM による高齢者の人格特性の研究『臨床教育心理学研究』22(1), 33-40

日下菜穂子他（1997）：痴呆性老人に対する人格的アプローチ『高齢者のケアと行動科学』

4, 35-47

日下菜穂子（1999）：痴呆性老人に実施した高齢者用絵画統覚検査（PAAM）の有効性と心理特性に関する研究『老年社会科学』21 (1), 62-75

黒川由紀子（1995）：痴呆老人に対する心理的アプローチ—老人病院における回想法グループ『心理臨床学研究』13 (2), 169-179

黒川由紀子編（1998）：『老いの臨床心理』日本評論社

桑原治雄他（1966）：老人の精神機能低下の測定（Ⅰ）—バウムテストの妥当性の検討『日本衛生学雑誌』21 (3), 183-184

桑原治雄他（1967）：老人の精神機能低下の測定（Ⅱ）—バウムテストを中心にして『日本公衆衛生雑誌』14 (6), 218(824)-219(825)

桑原治雄（1971）：老人の精神機能の特質について（Ⅰ）—ロールシャッハテストによる『日本衛生学雑誌』26 (3), 325-336

桑原治雄（1972a）：老人の精神機能の特質について（Ⅱ）—ロールシャッハテストおよびWAISによる追跡調査『日本衛生学雑誌』27 (5), 414-429

桑原治雄（1972b）：老人の精神機能の特質について『公衆衛生』36 (8), 54(528)-63(537)

桑原治雄（1974）：老人の精神機能の特質『ロールシャッハ研究』15/16, 47-69

小阪憲司（1988）：『老化性痴呆の臨床』金剛出版

小杉正太郎（1983）：老年期と臨床心理学『老年期の臨床心理学』井上勝也編著、川島書店、2-18

児玉省（1958）：児童のロールシャッハ反応の研究—Meili-Dworetzki女史の批判『ロールシャッハ研究』1, 107-130

小林敏子・津田浩一・山下真理子（1983）：老年期の心理的検討（Ⅰ）—壮年期より老年期に至るBaumtestにみられる変化—『日本心理学会第47回大会発表論文集』p.605

小林敏子・津田浩一・広田洋二（1985）：老年期の心理的検討（Ⅲ）—バウムテストの空間利用と加齢の関係—『日本心理学会第49回大会発表論文集』p.657

小林敏子（1986）：老年期痴呆にみられる心理状況について—バウムテストによる検討より『老年精神医学』10 (3), p.656

小林敏子・山下真理子・秋山邦久・眞砂（篠田）美紀（1987）：老人施設における高齢化と老年期痴呆の増加について—老年期精神障害に関する研究その6—『大阪市立弘済院附属病院研究年報』別冊号、127-151

小林敏子・西村健・山下真理子・眞砂（篠田）美紀他（1988）：N式老年者用精神状態尺度（NMスケール）および日常生活動作能力評価尺度（N-ADL）の様式と手引き—老年期精神障害に関する研究その7—『大阪市立弘済院附属病院研究年報』7, 12-32

小林敏子・山下真理子（1988）：老年期における心理状況について—バウムテストによる

検討より―『大阪市立弘済院附属病院紀要』2

小林敏子・宮地敬・奥井良子・佐藤哲也・小池達也・眞砂（篠田）美紀・矢橋広嗣（1990）：痴呆性老人のリハビリテーションに関する研究―老年期痴呆の入院治療におけるリハビリテーションの有用性について―『大阪ガスグループ福祉財団研究・調査報告集』3, 81-84

小林敏子（1990）：バウムテストにみる加齢の研究―生理的加齢とアルツハイマー型痴呆にみられる樹木画の変化の検討『精神神経学雑誌』92(1), 22-58

小林敏子他（1995）：『痴呆性老人の心理と対応』ワールドプランニング

五島シズ（1985）：痴呆性老人の介護はどうすればよいか『日本医師会雑誌』94(5), 779-782

斉藤専一（1960）：老人の精神医学的研究『新潟医学会雑誌』74(11), 1505-1519

佐方哲彦（1982）：健常老人のロールシャッハ反応の分析『日本教育心理学会第24回総会論文集』806-807

貞木隆志（1993）：痴呆性老人に対する集団療法プログラムの一例『心理臨床学研究』11(1), 53-58

佐藤誠・岡本伸子（1966）：老年者に施行せる Rorschach test『浴風園調査研究紀要』43, 63-68

篠田（眞砂）美紀・松島恭子（1996）：幼児のロールシャッハ反応（II）―高齢者のロールシャッハ反応との比較検討―『大阪市立大学生活科学部紀要』44, 175-182

Miki SHINODA（MANAGO）（1999）：Rorschach responses in old age―Personality characteristics of "normal" group of the aged―『大阪市立大学生活科学部児童・家族相談所紀要』16, 1-12

篠田美紀（2000）：二人いるから一人になれる（発達1）『はじめての心理学』氏原寛・松島恭子・千原雅代編著、創元社、165-192

篠田美紀（2000）：ロールシャッハ・テストを通してみた高齢者の心―脳血管性痴呆とアルツハイマー型痴呆の相違―『高齢者介護と心理』小林敏子編著、朱鷺書房、8-28

篠田美紀（2000）：ロールシャッハ・テストについての文献研究（2）―欧米における高齢者研究―『大阪市立大学生活科学部児童・家族相談所紀要』17, 61-68

篠田美紀（2000）：ロールシャッハ・テストについての文献研究（3）―これまでの高齢期研究　日本の高齢者研究とその問題点―『大阪市立大学生活科学部児童・家族相談所紀要』17, 69-84

下仲順子他（1975）：ロールシャッハ・テストからみた精神的老化サインの研究『ロールシャッハ研究』17, 131-142

下仲順子（1977）：ロールシャッハ・テストよりみた老人の人格機能『社会老年学』7, 33-

41

下仲順子（1978）：加齢及び精神老化よりみた老人のロールシャッハ反応『ロールシャッハ研究』20, 69-83

下仲順子他（1983）：施設老人の人格と精神老化『医学心理学』1(1), 6-15

下仲順子（1984）：老年期痴呆の人格診断『老年精神医学』1, 331-342

下仲順子（1988）：『老人と人格』川島書店

下仲順子他（1989）：老人の Popular 反応『ロールシャッハ研究』31, 7-21

下仲順子・中里克治（1991）：老人のロールシャッハ反応における加齢と痴呆要因の研究『ロールシャッハ研究』33, 129-144

新福尚武（1987）：『人類とぼけ―ぼけ研究の歩み』講談社学術文庫

杉山善朗他（1976）：老年者におけるロールシャッハ・テストの経年的研究『ロールシャッハ研究』18, 1-11

総務庁編（1999）：『高齢社会白書』大蔵省印刷局

高橋雅春・北村依子（1981）：『ロールシャッハ診断法（Ⅰ）』サイエンス社

田形修一（1979）：ロールシャッハ・テストによる精神老化尺度の作成『ロールシャッハ研究』21, 57-67

田口義子（1975）：ロールシャッハ・テストにおける繰り返し反応の検討『ロールシャッハ研究』17, 81-94

谷口幸一（1979）：パーソナリティに関する一発達的研究―高年者のバウム・テストの分析および知的・情緒的変数との関連について『社会老年学』11, 32-48

谷口幸一他（1981）：樹木画による老年者の描画イメージに関する研究『社会老年科学』3, 179-197

辻悟他（1955）：児童の反応『心理学診断法双書：ロールシャッハ・テスト1』本明寛・外林大作編、中山書店、272-348

蔦政和他（1975）：ロールシャッハ・テストによる老人痴呆の理解『第17回日本老年社会科学学会大会要旨集』p.42

長嶋紀一（1977）：性格の円熟と退行『老年期』加藤正明他編、有斐閣

長嶋紀一（1980）：老年心理学研究の歴史と展望『老年心理学』井上勝也・長嶋紀一編、朝倉書店、15-33

長嶋紀一他（1990）：『老人心理学（介護福祉士選書7）』長嶋紀一編著、健帛社、46-64

長谷川和夫他（1974）：老人の痴呆診査スケールの一検討『精神医学』16(11), 33-37

長谷川和夫（1988）：痴呆とは何か『高齢期の痴呆』長谷川和夫編、同朋舎、1-19

林智一（1999）：人生の統合期の心理療法におけるライフレビュー『心理臨床学研究』17(4), 390-400

平田富美子（1969）：老人のロールシャッハ反応の研究『ロールシャッハ研究』11, 57-66

福永知子他（1985）：痴呆老人の精神機能検査に関する一試案，Ｎ式精神機能検査『日本老年医学会雑誌』22, p.382

福永知子他（1988）：新しい老人用精神機能検査の作成—Ｎ式精神機能検査—『老年精神医学』5(2), 221-231

藤岡喜愛（1967）：ロールシャッハ・テストにおける側頭葉てんかんの特徴『臨床心理学研究』6(2), 97-115

藤岡喜愛（1974）：『イメージと人間—精神人類学の視野』NHK 出版

星野和実（1995）：老人のロールシャッハ・テスト『ロールシャッハ研究』37, 94-108

星野和実（1997）：在宅高齢者のロールシャッハ・テスト—人格の健康な側面に関する検討『ロールシャッハ研究』39, 85-105

本間昭（1988）：痴呆性老人の実態『高齢期の痴呆』長谷川和夫編、同朋舎、20-34

町田武生（1980）：老年期の生物学的基礎『老年心理学』井上勝也・長嶋紀一編、朝倉書店、47-63

松岡正明（1984）：コルサコフ症状群を前景とする 95 才の痴呆老人のロールシャッハ反応『精神研・ロールシャッハ症例研究』2, 36-62

松下正明（1988）：痴呆の診断技法『高齢期の痴呆』長谷川和夫編、同朋社、51-74

松田修（1998）：WAIS-R による軽度アルツハイマー型痴呆老人と正常老人の知的機能に関する比較研究『東京学芸大学紀要第 1 部門』49, 103-110

眞砂（篠田）美紀・秋山邦久・小林敏子・津田幸一・飯田美智子（1987）：老年期の心理学的検討Ⅶ—ロールシャッハ・テストから見た痴呆性老人の特性—『日本心理学会第 51 回大会発表論文集』p.463

眞砂（篠田）美紀（1988）：ある施設老人のロールシャッハ反応『大阪市立大学生活科学部児童・家族相談所紀要』5, 137-158

眞砂（篠田）美紀（1988）：ロールシャッハ・テストから見た痴呆老人の人格特性『心理臨床学研究』6(1), 4-15

眞砂（篠田）美紀・加藤豊比古（1988）：痴呆性老人の理解に向けて—心理的援助者の立場から—『近畿大学教育研究紀要』14, 37-53

眞砂（篠田）美紀（1988）：「ロールシャッハ・テストから見た痴呆性老人の人格特性」大阪市立大学生活科学研究科修士論文

眞砂（篠田）美紀・氏原寛（1988）：痴呆性老人のロールシャッハ解釈『大阪市立大学生活科学部紀要』36, 243-253

眞砂（篠田）美紀・氏原寛（1989）：痴呆性老人のロールシャッハ反応—人間反応の検討—『大阪市立大学生活科学部紀要』37, 168-176

眞砂（篠田）美紀（1989）：老人ホームに馴染めなかった一老婦人のロールシャッハ解釈『大阪市立大学児童・家族相談所紀要』6, 96-110

眞砂（篠田）美紀・松島恭子（1991）：幼児のロールシャッハ反応『大阪市立大学生活科学部紀要』39, 243-253

眞砂（篠田）美紀（1991）：痴呆性老人のロールシャッハ反応―痴呆の進行に伴う反応の変化について―『大阪市立大学生活科学部児童・家族相談所紀要』8, 21-32

眞砂（篠田）美紀（1993）：ロールシャッハ・テストについての文献的研究（1）―成り立ちと歴史―『大阪市立大学生活科学部児童・家族相談所紀要』10, 139-155

眞砂（篠田）美紀（1994）：老年期の現状『老年期のこころ』氏原寛・山中康裕編、ミネルヴァ書房、54-71

村井則子（1983）：老年者におけるロールシャッハ反応の特徴について『東北福祉大学紀要』7(1), 110-120

村本詔司他（1977）：禅僧 Y 老師のロールシャッハ反応『ロールシャッハ研究』19, 145-162

室伏君士（1986）：痴呆性老人の看護とケア『老年精神医学』13, 412-416

室伏君士（1998）：『痴呆老人への対応と介護』金剛出版

本明寛（1959）：『人格診断法―ロールシャッハ・テスト』金子書房

山口智子（2000）：高齢者の人生の語りにおける類型化の試み―回想についての基礎研究として『心理臨床学研究』18(2), 151-161

山下一夫（1983）：老人（未亡人）と家族（嫁、娘）との The Consensus Rorschach『ロールシャッハ研究』25, 145-160

Ames L.B., et al. (1952)：*Child Rorschach responses.*, N.Y.: Hoeber-Harper

Ames L.B., et al. (1954)：*Rorschach responses in old age.*, N.Y.: Hoeber-Harper（『高齢者の臨床心理学―ロールシャッハ・テストによる』黒田健次他訳、ナカニシヤ出版、1993年）

Ames L.B. (1960a)：Age changes in the Rorschach responses of a group of elderly individuals., *J. Genet. Psychol.*, 97, 257-285

Ames L.B. (1960b)：Age changes in the Rorschach responses of individual elderly subjects., *J. Genet. Psychol.*, 97, 287-315

Ames L.B. (1965)：Changes in the experience-balance score on the Rorschach at different ages in the life span., *J. Genet. Psychol.*, 106, 279-286

Ames L.B. (1966)：Changes in Rorschach response throughout the human life span., *Genet. Psychol. Monogr.*, 74, 89-125

Ames L.B. (1974)：Calibration of aging., *J. Pers. Assess.*, 38(6), 507-529

Ames L.B., et al. (1974) : *Child Rorschach responses.*, N.Y.: Brunner/Mazel

Angleitner A. (1974) : Health, socioeconomic status and self-perception in the elderly: An application of the inter-personal checklist., *Int. J. Aging Hum. Dev.*, **8**(4), 293-299

Baker G. (1956) : Diagnosis of brain damage in the adult., *Developments in the Rorschach technique II.*, Eds. Klopfer B., et al., N.Y.: World Book Co., 318-375

Botwinick J. (1970) : Geropsychology., *Anuu. Rev. Psychol.*, **21**, 239-272

Botwinick J. (1973) : *Aging and behavior.*, N.Y.: Springer

Britton P.G. & Savage R.D. (1966) : The MMPI and the aged: Some normative data from a community sample., *B. J. Psych.*, **112**(490), 941-943

Butler R.N. (1963) : The life review: An interpretation of reminiscence in the aged., *Psychiatry*, **26**(1), 65-76

Bühler C. (1968) : The course of human life as a psychological problem., *Hum. Dev.*, **11**(3), 184-200

Caldwell B.M. (1954) : The use of the Rorschach in personality research with the agd., *J. Gerontol.*, **9**(3), 316-323

Chesrow E.J., Wosika P.H. & Reinitz A.H. (1949) : A Psychometric evaluation of aged white males., *Geriatrics*, **4**, 169-177

Costa P.T.Jr., et al. (1986) : Cross-sectional studies of personality in a national sample: 2. Stability in neuroticism, extraversion, and openness., *Psychol. Aging*, **1**(2), 144-149

Costa P.T.Jr., et al. (1987) : Longitudinal analysis of psychological well-being in a national sample: Stability of mean levels. *J. Gerontol.*, **42**(1), 50-55

Davidson H.H. & Kruglov L. (1952) : Personality characteristics of the institutionalized aged., *J. Consult. Psychol.*, **16**(1), 5-12

Dorken H. & Kral V.A. (1951) : Psychological investigation of senile dementia., *Geriatrics*, **6**(3), 151-163

Exner J.E. (1986) : *The Rorschach: A comprehensive system, Vol. 1: Basic foundations.*, 2nd ed., John Wiley & Sons Inc. (『現代ロールシャッハ・テスト体系（上）』 高橋雅春監訳、金剛出版、1991 年)

Eisdorfer C. (1960) : Developmental level and sensory impairment in the aged., *J. Proj. Tech.*, **24**, 129-132

Eisdorfer C. (1963) : Rorschach performance and intellectual functioning in the aged., *J. Gerontl.*, **18**(4), 358-363

Erikson E.H. (1950) : *Childhood and Society.* N.Y.: W.W. Norton Co.

Erikson E.H. (1959) : Identity and the life cycle., *Psychological Issues*, **1**, 1-171

Erikson E.H. (1963) : *Childhood and Society.,* 2nded., N.Y.: W.W. Norton Co.

Field D. & Millsap R.E. (1991) : Personality in advanced old age: Continuity or change?, *J. Gerontol.,* **46**(6), 299-308

Folstein M.F., Folstein S.E. & McHugh P.R. (1975) : "Mini-mental state": A practical method for grading the cognitive state of patients for the clinician., *J. Psychiatr. Res.,* **12**(3), 189-198

Ford M. (1946) : *The Application of the Rorschach test to young children.,* The University of Minnesota Press

Frank L.K. (1939) : Projective methods for the study of personality., *J. Psychol.,* **8**(2), 389-413

Fox J. (1956) : The Psychological significance of age patterns in the Rorschach records of children., *Developments in the Rorschach technique II.,* Eds. Klopfer B., et al., N.Y.: World Book Co., 88-103

Gilbert J.G. (1952) : *Understanding old age.,* N.Y.: Ronald Press

Gross A, Newton R.R. & Brooks R.B. (1990) : Rorschach responses in healthy, community dwelling older adults., *J. Pers. Assess.,* **55**(1-2), 335-343

Grossman C., Warshawsky F. & Hertz M. (1951) : Rorschach studies on personality characteristics of group of institutionalized old people, *J. Gerontl.* **6**(Suppl.3), p.97

Havighurst R.J. (1953) : *Human development and education.* (『人間の発達課題と教育』荘司雅子他訳、薪書店、1958 年)

Hall G.S. (1922) : *Senescence: The last half of life.,* N.Y.: D. Appleton

Hemmendinger L. (1953) : Perceptual organization and development as reflected in the structure of Rorschach test responses., *J. Proj. Tech.,* **17**(2), 162-170

Insua A.M. & Losa S.M. (1986) : Psychometric patterns on the Rorschach of healthy elderly persons and patients with suspected dementia., *Percept. Mot. Skills,* **63**(2), 931-936

Jung C.G. (1931) : The Stages of Life, Trs. by Hull R.F.C., *The collected works of C.G. Jung.,* Vol. 8, 2nd ed., Princeton, N.J.: Princeton University Press, 387-403

Ketell M.E. (1976) : Perceptual and behavioral correlates of "organicity" in ole age., *J. Geriat. Psychiatry,* **9**(1), 85-87

Klopfer B., Margulies H., et al. (1941) : Rorschach reactions in early childhood part one., *Rorschach Res. Exch.,* **5**(1), 1-23

Klopfer B. (1954) : *Developments in the Rorschach technique I: Technique and theory.,* N.Y.: World Book Co.

Klopfer B. & Davidson H.H. (1962) : *The Rorschach technique: An introductory manual* (『ロールシャッハ・テクニック入門』河合隼雄訳、ダイヤモンド社、1964 年)

Klopfer W.G. (1946) : Personality patterns of old age., *Rorschach Res. Exch.*, **10**(4), 145-166

Klopfer W.G. (1974) : The Rorschach and old age., *J. pers. Assess.*, **38**(5), 420-422

Kuhlen R.G. & Keil C. (1951) : The Rorschach test performance of 100 elderly males., *J. Gerontl.*, **6**(Suppl.3), p.97

Levinson D. (1978) : *The seasons of a man's life* (『ライフサイクルの心理学』、南博訳、講談社学術文庫、1992 年)

Light B.H. & Amick J.H. (1956) : Rorschach responses of normal aged., *J. Proj. Tech.* **20**(2), 185-195

Meili-Dworetzki G. (1956) : Development of perception in the Rorschach Developments., *Developments in the Rorschach technique II.*, Eds. Klopfer B., et al., N.Y.: World Book Co., 104-176

Miles C.C. & Miles R.S. (1932) : The correlation of intelligence scores and chronological age from early to late maturity., *Am. J. psychol.*, **44**(1), 44-78

Mattlar C.E., Knuts L.R. & Virtanen E. (1985) : Personality structure on the Rorschach for a group of healthy 71-year-old females and males., *Br. J. Projective Psychol. Pers. Study*, **30**(1), 3-8

Mattlar C.E., et al. (1992) : Rorschach and old age: Personality characteristics for a group of physically fit 80year old men., *Br. J. Projective Psychol.* **37**(2), 41-51

Neugarten B.L., et al. (1968) : Personality and patterns of aging., *Middle age and aging.*, Ed. Neugarten B.L., Chicago: University of Chicago Press, 173-177

Neugarten B.L. (1977) : Personality and aging., *Handbook of the psychology of aging.*, Eds. Birren J.E. & Schaie K.W., N.Y.: Van Nostrand Reinhold, 626-649

Newman B.M. & Newman P.R. (1975) : *Development through life* (『生涯発達心理学』福富譲他訳、川島書店、1980 年)

Orme J.E. (1955) : Intellectual and Rorschach test performances of a group of senile dementia patients and a group of elderly depressives., *J. Ment. Sci.*, **101**(425), 863-870

Orme J.E. (1958) : Rorschach performances in normal old age, elderly depression and senile dementia., *Zeitschrift für diagnostische Psychologie und Persönlichkeitsforschung*, **6**, 132-141

Peck R.C. (1968) : Psychological developments in the second half of life., *Middle age and aging.*, Ed. Neugarten B.L., Chicago: University of Chicago Press

Phillips L. & Smith J.G. (1953) : Content Analysis., *Rorschach interpretation: advanced technique.*, N.Y.: Grune & Stratton, Inc.

Piotrowski Z. (1937) : The Rorschach inkblot method in organic disturbances of the central nervous system., *J. Nerv. Ment. Dis.*, **86**(5), 525-537

Piotrowski Z. (1957) : *Perceptanalysis* (『知覚分析』上芝功博訳、新曜社、1980 年)

Poitrenaud J. & Moreaux C. (1975) : Responses given to the Rorschach test by a group of normal aged subjects: Quantitative analysis of records in relation to age., *Psychological Abstracts*, **58**, 318 (3074)

Prados M. & Fried E.G. (1947) : Personality structure in old age groups., *J. clin. psychol.*, **3** (2) ., 113-120

Rapaport D. (1946) : *Diagnostic psychological testing*, Vol. II, Chicago: The Year Book Publishers, Inc.

Reedy M.N. (1983) : Personality and aging., *Aging: Scientific perspectives and social issues.*, Eds. Woodruff-Pak D.S.& Birren J.E., Brooks/Cole Publishing, Co., 112-136

Reichlin R.E. (1984) : Current perspectives on Rorschach performance among older adults., *J. Pers. Assess.*, **48**(1), 71-81.

Rorschach H. (1921) : *Psychodiagnostik* (『精神診断学 (改訳版)』片口安史訳、金子書房、1976 年)

Reichard S., Livson F. & Petersen P.G. (1968) : Adjustment to retirement., *Middle age and aging*, Ed. Neugarten B.L., Chicago: University of Chicago Press, 178-180

Schachtel E. (1966) : *Experimental foundations of Rorschach's test* (『ロールシャッハ・テストの体験的基礎』空井健三他訳、みすず書房、1975 年)

Schaie K.W. (1965) : A general model for the study of developmental problems., *Psychol. Bull.*, **64**(2), 92-107

Schaie K.W. & Parham I.A. (1976) : Stability of adult personality traits: Fact or fable?, *J. Pers. Soc. Psychol.*, **34**(1), 146-158

Schaie K.W. (1980) : Intelligence and problem solving., *Handbook of mental health and aging.*, Eds. Birren J.E. & Sloane R.B., Englewood Cliffs, N.J.: Prentice-Hall, 262-280

Schafer R. (1954) : *Psychoanalytic interpretation in Rorschach testing.*, N.Y.: Grune & Stratton, Inc.

Shapiro D. (1965) : A perceptual understanding of color response., *Rorschach Psychology.*, Ed. Rickers-Ovsiankina M.A, N.Y.: Wiley, 158-159

Singer M.T. (1963) : Personality measurements in the aged., *Human aging.*, Eds. Birren J.E., et al., Washington DC: National Institute of Mental Health

268

Storandt M., et al. (1978) : *The clinical psychology of aging* (『老人の臨床心理学』 下仲順子 他訳、誠信書房、1982 年)

Wang H.S. (1977) : Dementia in old age., *Dementia.*, Ed. Wells C.E., Philadelphia: Davis. F.A., Co.

Wechsler D. (1944) : *The measurement of adult intelligence*, 3rd ed., Williams & Wilkins, Co.

Wener C. (1952) : Comparison of Rorschach Findings on aging subjects with their psychiatric and social ratings., reported in *Am. Psychologist*,7, Program of September meeting, p.403

おわりに

　私の問いにその人は長い足をゆっくりと組み替えながら、穏やかにこう答えた。

　「それが、君……もう……わからなくなったんだ……。」

　一瞬、遠い空を仰ぐように宙を見た後、柔らかな表情で少し微笑みながら私を見てその人は言った。私の問いは「『100−7』はいくつですか？」だった。

　認知症の認知機能を測る心理検査の計算項目である。答えが93ではなかったので、採点結果は当然0点となる。しかし、この答えは私に強烈な印象を残した。

　「『100−7』の答えがもう私にはわからない。人生の終わりはそういうものだ。しっかりごらんなさい。」

　まるでそう言われているような気がしたのを覚えている。そしてあえて言葉にするならば、その品位に圧倒された。計算ができなくなり、記憶することができなくなり、時計の読み方が分からなくなった時、人間を人間たらしめるものは何なのだろうか？私の中で今もこの問いは続いている。

　「認知症高齢者のこころの世界を知りたい」という思いが研究の原点であった。学位論文という形で、私なりの答えを得たように思う。「認知症高齢者のこころの世界には『私』という主体の経験がたくさん詰まっているけれど、それを表現するための道具を一つ一つ失なっていく。使える道具は子どもの時に使っていたような道具になるけれど、『私』の体験の仕方は子どものそれとは決定的に違う。そのアンバランスさに時として『私』はひどく混乱してしまう」。学位論文を提出した時、難解な用語を組み合わせ、結果として提出した私なりの答えは、今の私が翻訳するとこんな文章になるだろう。

　本書で用いられる難解用語「自我機能」は主体としての「私」として置き換えれば、とても分かりやすくなるが、本書はあえて学位論文のま

まの文言を残した。いつか「私」に翻訳した文章で、認知症高齢者のこころの世界について書いてみたいと思っている。

　学部3回生の時から現在に至るまで、幸いにも認知症を専門とする医療機関で研究活動を続ける機会をいただき、スタッフや高齢者の方との出会いが続いている。当時精神科部長であった小林敏子先生は知能評価のみならず、投影法のバウムテストを検査バッテリーに取り入れ、診断を受ける高齢者の心理状態に目を向けておられた。画用紙の中に描かれる小さな小さな樹木や鉢植えの木、崖っぷちに生える樹木、何かを抱きしめようとする手のような枝を持つ樹木たち。様々な樹木はいつも何かを語ろうとしていた。また、児童相談所で子どものロールシャッハ研究を進めていた飯田美智子先生が、時々施設内の困難事例に対処するため、ロールシャッハ検査に来ておられた。私が最初にロールシャッハ・テスト場面を見学したのは、飯田美智子先生のセッションだった。まるで手品のような不思議なテストだと思ったことを覚えている。

　小林敏子先生のもとで、私は認知症高齢者の現場を知った。日々びっくりするようなことが頻発する現場で、先生は何があっても動じず、底知れない包容力と笑顔で日々認知症の高齢者とその家族を迎えておられた。その姿は私の目に焼き付いている。

　同じ頃、私の恩師となる氏原寛先生が大阪市立大学生活科学部に着任された。氏原先生は、河合隼雄先生、辻悟先生の主催する関西ロールシャッハ研究会でロールシャッハ・テストを学ばれた。私のロールシャッハ・テストは氏原先生にご指導いただいた。高齢者のロールシャッハプロトコルは反応数も少なく、情報量も少ない。当時の高齢者のロールシャッハ反応の量的研究からは、減少する、少なくなる、見られなくなる等、ないない尽くしの報告の嵐だった。にもかかわらず、氏原先生は私の提出する高齢者のプロトコルを「興味深い」とおっしゃって、ロールシャッハ・テストを用いた認知症高齢者の心理研究をずっと推奨し続けてくださった。修士論文として提出した認知症高齢者のロールシャッハ反応に関する論文を『心理臨床学研究』に投稿するよう勧めてくださったのも氏原先生だった。今思えばすべて氏原先生が導いてく

ださったことだった。ちょうどその時期に、文部省内地研究員として守屋國光先生が氏原先生の研究室に来られていた。守屋先生は日本の老年心理学研究の先駆者として大変著名な先生だった。守屋先生は「老年期における自我発達の心理学的研究」というテーマで氏原先生主査のもと、ご自身の研究をまとめられた。こうして振り返ってみると、当時私の周りで著名な先生方が高齢期の自我発達研究に目を向けておられたことに改めて気付かされる。氏原先生を介しての守屋先生との不思議なご縁には驚くばかりである。

　氏原先生が退官された後、松島恭子先生主査のもと、ようやく学位論文を大阪市立大学に提出することができた。副査として岩堂美智子先生、白澤政和先生にご指導いただいた。本当に多くの先生方にご指導いただいたことを顧みて、その幸運をかみしめている。心からの感謝と御礼を申し上げます。ありがとうございました。

　今回、幸運にも大阪公立大学出版会のお力を得て、本書を書籍化できる機会をいただいた。八木孝司理事長・編集の田野典子氏の温かな励ましがなければ、本書は完成できなかった。感謝の気持ちでいっぱいである。ここに厚く御礼申し上げます。

　本当に長い時間かかってしまったが、今原点に戻り、これまでの研究を本書で世に問うこととなった。うれしいようで、怖いようで、それでいて何かを期待している複雑な気持ちの中にいる。

　最後に、私にたくさんのことを教えてくださった本書に登場する皆様に心から感謝と御礼と尊敬の念を申し上げ、本書を閉じることにする。

2023 年 2 月 3 日　篠田 美紀

著者略歴

篠田(眞砂)美紀 　（しのだ(まなご)みき）　　博士（学術）　臨床心理士・公認心理師

現在　大阪公立大学大学院生活科学研究科　准教授

1982 年　大阪市立大学生活科学部児童学科入学
1986 年　大阪市立大学大学院生活科学研究科生活福祉学専攻前期博士課程入学
1989 年　大阪市立大学大学院生活科学研究科生活福祉学専攻後期博士課程入学
1991 年　大阪市立大学大学院生活科学研究科後期博士課程中途退学
1991 年　大阪市立大学生活科学部技術職員
1996 年　大阪市立大学生活科学部助手
2000 年　大阪市立大学生活科学部講師
2004 年　大阪市立大学大学院生活科学研究科准教授　現在に至る

〔著書〕
『老年期のこころ』（共著、氏原寛・山中康裕編、ミネルヴァ書房、1994）
『高齢者介護と心理』（共著、小林敏子編著、朱鷺書房、2000）
『はじめての心理学』（共著、氏原寛・松島恭子・千原雅代編著、創元社、2000）
『コミュニティ臨床心理学－共同性の生涯発達』（共著、岩堂美智子・松島恭子編、創元社、2001）
『臨床実践からみるライフサイクルの心理療法』（共著、松島恭子編、創元社、2004）
『保育・教育に生きる臨床心理学』（松島恭子監修、篠田美紀編著、光生館、2010）

〔論文〕
「ロールシャッハ・テストから見た痴呆老人の人格特性」、眞砂（篠田）美紀、
『心理臨床学研究』Vol.6, No.1, 4-15, 1988.

専門：臨床心理学　生涯発達心理学　高齢期発達臨床心理学

OMUP

大阪公立大学出版会（OMUP）とは

本出版会は、大阪の5公立大学－大阪市立大学、大阪府立大学、大阪女子大学、大阪府立看護大学、大阪府立看護大学医療技術短期大学部－の教授を中心に2001年に設立された大阪公立大学共同出版会を母体としています。2005年に大阪府立の4大学が統合されたことにより、公立大学は大阪府立大学と大阪市立大学のみになり、2022年にその両大学が統合され、大阪公立大学となりました。これを機に、本出版会は大阪公立大学出版会（Osaka Metropolitan University Press「略称：OMUP」）と名称を改め、現在に至っています。なお、本出版会は、2006年から特定非営利活動法人（NPO）として活動しています。

About Osaka Metropolitan University Press (OMUP)

Osaka Metropolitan University Press was originally named Osaka Municipal Universities Press and was founded in 2001 by professors from Osaka City University, Osaka Prefecture University, Osaka Women's University, Osaka Prefectural College of Nursing, and Osaka Prefectural Medical Technology College. Four of these universities later merged in 2005, and a further merger with Osaka City University in 2022 resulted in the newly-established Osaka Metropolitan University. On this occasion, Osaka Municipal Universities Press was renamed to Osaka Metropolitan University Press (OMUP). OMUP has been recognized as a Non-Profit Organization (NPO) since 2006.

高齢者の発達臨床心理学
――ロールシャッハに映し出される認知症の世界――

2023年3月31日　初版第1刷発行

著　者　篠田　美紀

発行者　八木　孝司

発行所　大阪公立大学出版会（OMUP）

〒599-8531 大阪府堺市中区学園町1－1

大阪公立大学内

TEL　072(251)6533

FAX　072(254)9539

印刷所　石川特殊特急製本株式会社